在宅医療の事例30

暮らしの場で提供される
超高齢社会の生活モデル医療

編著

新田國夫
宮﨑之男
三上はつせ

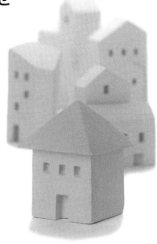

MC メディカ出版

はじめに

2019年12月に中国で発生した新型コロナウイルス感染症は、2020年12月が過ぎ去ろうとしても収束する気配を見せていません。市民の中にジワリと腰を落ち着かせ、浸透しています。改めてカミュ『ペスト』を読みました。

「誰もがめいめいのうちにペストを持っている。なぜかというと世の中に誰一人、その病気をまぬがれる人はいないのだ。健康とか無傷とか何なら清浄といってよいが、そういうものも意思の結果で、今日では誰もがペスト患者になっているのだから。しかしまたペスト患者でなくなろうと欲する若干の人々は、死以外にはもう何者も解放してくれない極度の疲労を味わうのだ」。(宮崎嶺雄訳、新潮文庫版)

2020年3月、コロナ感染を受け入れている病院から、がん患者さんが38度の発熱の状態で退院してきました。私たちは完全防御で訪問を開始しました。家族は日常性の中で私たちを迎え、何ら感染防御もしていません。その後、安らかな看取りができましたが、訪問する私たちは完全防御し、家族は日常生活の中にいます。その意味するものは何であったのでしょうか。日常生活の中に存在する在宅医療が特別な医療に転化してはならないのです。

その後のコロナの感染状況の中でも在宅医療は継続します。そのシーンは何ら変わることなく、コロナ感染の鑑別診断は、単に私たち在宅医療を行う者にとって必要ですが、在宅で暮らす最期の段階にさしかかった人にとっては、そんなことはどちらでもよいのではないでしょうか。考えてみれば家で病気を治すことを妨げているのは、こうした私たち医療者の常識でしょう。この常識の転化には、多くの時間を必要としました。

大学病院等の救急救命センターを掛け持ちする外科医が私の医師としてのスタートでした。脳卒中やがんの患者さんの「命を救う」ために手術をし、経管栄養やバルーンカテーテル、点滴といった大病院ならではの治療を行い、その後も様々な病院で医療に携わりました。もっと地に足をつけて地域医療に取り組みたいと思い、1990年に国立市で新田クリニックを開院しました。本書に登場する三上看護師長は、開院当初からの悩みを共有する仲間です。そして今、宮﨑副院長もその志を受け継ぎ、思いを共有しています。

1990年代前半、他の病院を退院した患者さんを訪問した時、自宅でも入

院中と同等に近い療養ができるようにさまざまな手配をして、家族や周囲の方たちに療養を指導しました。どこにいても同じレベルの医療を提供することが重要だと思っていました。今思うと、家族の方たちにとても大きな負担をかけていたのかもしれません。数年の間に、その考えが間違いであることに気づいたのです。

　一人ひとりの症状が違うように、暮らしも一人ひとり異なります。日々、多くの高齢の患者さん宅に訪問する中で、在宅医療では、治療するだけではなく、むしろその患者さんの「生活を支える」ための医療を模索し、穏やかな死も含めて、人間の命を考える中でそこにも思いめぐらすことが必要だ、との思いを深めました。

　中でも、在宅で暮らす認知症の方をどのように支えるのかに苦慮しました。在宅で生活する認知症の方を支援するため、1997年に地域の社会福祉協議会の協力の下、市内の古民家を借りて宅老所「つくしの家」を開設しました。つくしの家は、数名の認知症の方たちが日中に来て過ごし、夕方には家に帰る、今でいうデイサービスのような場所です。毎日6〜7名の方が来て、それぞれの時間を、その人なりに過ごしてもらいました。

　当時の認知症の方に対する医療は、周辺症状（BPSD）を抑えるための薬物治療が中心でした。つくしの家に来ている認知症の方たちにもBPSDはありましたが、過ごすうちに徐々に改善して、投薬を減らすことができました。さらに、表情が豊かになり会話もできるようになっていきました。支援者が生活を支えることで認知症の症状が軽減することを知り、在宅医療にとって生活支援は必要不可欠なものであることを学びました。

　考えてみれば、患者さんと家族に教えられた毎日でした。外来・入院では理解できない、学ぶことができないと確信すると同時に、支える側として在宅医療は人の生き方・生きがいを支える総合力が必要であり、人は最期までその人なりの生き方をすべく自立尊重が重要であることも知りえました。

　本書では多数ある中のわずかな事例しか提示できませんが、その事例ごとに人生があり、また楽しみや苦痛も存在します。これは人生の物語なのです。

　2020年12月

　　　　　　　　　　　　　　　　　　　　　　　新田國夫

目次

第3章 2025年から2040年に向かって
──医療モデルから生活モデルへの転換 109

第1章

在宅医療の歴史
——生活モデル医療を求めて

　医師が患家に赴いて治療する在宅医療は、わが国では伝統的に、患者の要請により随時的に訪問する往診であった。1986年、訪問診療の概念が医療制度に初めて導入され、92年には在宅医療の包括点数の原型がつくられる。これらは、高齢化がひたひたと進んでいた時代の要請に応じるものであった。

　90年代の黎明期を経て2000年に介護保険制度が始まり、在宅医療へのニーズも高まっていく。03年、地域包括ケアシステムが政策として提唱され、地域医療の役割が明確になった。13年の「社会保障制度改革国民会議報告書」でも、「介護ニーズと医療ニーズを併せ持つ高齢者を地域で確実に支えていくためには、訪問診療、訪問口腔ケア、訪問看護、訪問リハビリテーション、訪問薬剤指導などの在宅医療が、不可欠である」と在宅医療を位置付けている。

▶ 1970年代まで

医療機関での治療が普及

1970年	国民医療費 ▶ 2.5兆円（70年度）
	平均寿命 ▶ 男性69.3歳、女性74.7歳
	高齢化率 ▶ 7.1%

▌疾病構造と治療の場所が変化

　第2次世界大戦直後の1947（昭和22）年、日本人の死亡原因として最多の疾患は結核で、次いで肺炎、脳血管疾患という順位でした（『平成30年　我が国の人口動態』より）。この時代に地域医療を実践していた先駆者が、戦時中の1945年3月に長野県の佐久病院（現・佐久総合病院）に外科医長として赴任した若月俊一医師です。若月医師は戦後まもない同年12月に出張診療活動を始めました。自らの健康状態を顧みず働き続け、手遅れとなる農民があまりに多かったからです。

　結核による死亡は治療薬の開発・普及によりその後急激に減少し、1951年には死因の第2位でしたが、現在は30位前後を推移しています。代わって死因の上位にがんや心疾患が登場するようになります。このことは、戦後、わが国の疾病構造の中心が感染症から生活習慣病に変化し、感染症の時代

から臓器疾患の時代になったことを意味します。

　そして戦後、医療に関するもう1つの大きな変化がもたらされます。治療する場所の中心が病院になったのです。

　1961年に国民皆保険が実現するまで、多くの国民にとって入院は簡単ではありませんでした。当時は入院施設が少なく、医療技術も今ほど高度ではなかったため、65年頃まで、感染症や脳血管疾患、心疾患など急性疾患の患者は診療所を外来受診するか、それができない場合は医師に往診を依頼しました。

　医師が患者や家族の依頼によって患者宅を訪問し診察する往診は、現在の訪問診療とは異なる仕組みで、当時は一般的でした。この時代の往診は、さらにさかのぼれば、江戸時代の医療の形の継続でもあります。

　この頃は日本人の死亡場所の8割以上が自宅で、働き盛りなど若い世代も自宅で亡くなっていました。60年代の平均寿命は60歳代、高齢化率は6%台前半でした。今考えると、家で当然のように看取りが行われていたのが不思議に思えます。

　国民皆保険が実現し公的医療保険が整備されたことで、医療費はその財源で賄われるようになり、病院が増え始めます。その一方、公的年金が完成したとはいえ、当時の高齢者の生活が年金だけで立ち行くことはほとんどありませんでした。

　そうした背景から1963年、「老人福祉法」が制定され、「特別養護老人ホーム」が誕生します。しかし、当時の特別養護

老人ホームは措置制度に基づいており、大多数の市民には非常に利用しにくい施設でした。それが、後に老人病院が跋扈する背景の1つです。

　1970年代に入ると、診断や治療技術の進歩をはじめ、モータリゼーションの発達などによって病院や診療所といった施設における医療が普及します。全身麻酔手術や各種検査法が発達し、病院医療の質は飛躍的に向上しました。救急外来が高水準の医療を提供するようになったのも、この頃です。CTやMRI、超音波などの機器が普及し、病院の高度医療はいっそう発達します。結果、病院医療への信頼が高まり、自宅での死亡は年々減少し、76年には病院死が自宅死を上回りました（図1）。それ以降、病院で死ぬことが当たり前となり、死は身近でなくなっていきます。近年も、多くの人が自宅での死を望んでいるにもかかわらず、病院死は8割近くの水準で推移しています。

高齢化社会へ

　1970年代の平均寿命は70歳代でした。高齢化率は70年に7%を超え、わが国は高齢化社会へと突入します。

　診断や治療技術が進歩したとはいえ、当時、高齢者へのリハビリテーションや慢性期のケアは十分とはいえませんでした。脳血管疾患でまひが残ったり、がんや心臓病などの術後、褥瘡や全身の機能低下を来したりするケースが増加したのです。こうした患者の多くは適切なケアを受けられず、寝たき

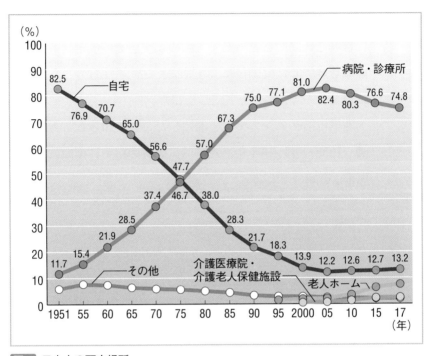

図1 日本人の死亡場所
出典：厚生労働省「人口動態統計」2017年

り（寝かせきり）になってしまいました（「寝たきり老人」という言葉は1969年の厚生白書に登場しています）。73（昭和48）年に老人医療費無料化制度が始まると、各地に老人病院が登場し、こうした高齢者が"収容"されます。

在宅医療の先駆者

　このころ在宅医療を実践した医師を紹介します。まず、佐藤智医師（1924-2016）です。佐藤医師は1970年、東京・東

　村山市の病院長に就任すると、翌年、市医師会の委託で「ね
たきり老人訪問看護事業」を始めます。その後インドで地域
医療を経験し、帰国後に「病気は家で治す」「自分たちの健康
は自分たちで守る」を実践しました。

　地域包括ケアシステムを創始したことで知られる山口昇医
師（1933-）は 1974 年、定期的に患者の自宅に出向く「出前
医療」を始めました。

1980年代

病院志向が強まる

1980年	国民医療費 ▶ 12.0兆円（80年度）
	平均寿命 ▶ 男性73.4歳、女性78.8歳
	高齢化率 ▶ 9.1%

在宅医療が診療報酬で評価される

　1980年代、「医療の中心は病院」という意識が国民に定着しました。入院医療の質が飛躍的に向上し、自ら外来受診できない患者は救急車を呼び、病院に搬送されて入院加療されるスタイルが普及していきました。病院医療が隆盛し、病院で死ぬことが当たり前になり、従来の往診医療は次第に減少します。その一方、老人病院は増え続け、社会的入院や医療費の高騰が社会問題となっていきます。やがて、一部の病院・診療所の医師たちにより、患者宅を計画的に訪問する現代的な在宅医療が自然発生的に生まれました。この時代の在宅ケアの主な担い手は、医師と看護師でした。

　1980（昭和55）年、診療報酬に在宅自己注射指導管理料が創設されました。これは名称のとおり、在宅でインスリンの自己注射を行っている人への指導管理料で、在宅患者に対する指導管理への診療報酬上の最初の評価です。続いて84年、

緊急往診への加算が創設されます。さらに 86 年、寝たきり老人訪問診察料が新設され、保険診療に初めて「訪問診療」の概念が導入されました。

変化の兆し

　脳血管疾患は、1950 年代から 80 年まで日本人の死因第 1 位でした。81 年以降は、現在に至るまでがんが 1 位です。

　脳血管疾患の代表的な疾患は脳出血と脳梗塞です。70 年代前半ごろまでは脳出血が多く、その後は脳梗塞が逆転しま

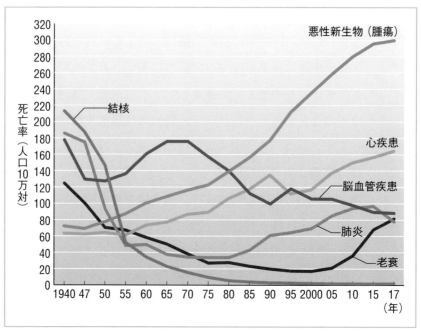

図2 主な死因別の死亡率（人口 10 万対）の年次推移
出典：厚生労働省「人口動態統計」2018 年

す。日本人に多いラクナ梗塞は死亡率（一定期間に死亡する割合）が低く、救命されるケースが増えました。しかし、命が助かっても後遺症が強く出るのが脳血管疾患の特徴で、そのため生活は大きく阻害されてしまいます。

80年代以降、脳血管障害の後遺症を抱えた患者が増え、在宅療養が少しずつ本格化していきます。こうした患者には長期にわたり適切なリハビリテーションや生活支援が不可欠で、経管栄養など医療的なケアが必要なケースもあります。このことは在宅医療の本質を変え、医療は生活と初めて出会ったと言っても過言ではないでしょう。

最期まで自分らしく過ごしたいという患者も現れ始め、そのニーズに応えようと、新しい在宅医療が一部の医師の中に自然発生的に出現しました。外来患者より病状が重く通院困難な患者のニーズに対応できる「24時間対応」「計画的訪問」という現代的在宅医療の形が、この時代につくられていきました。

1983年に「老人保健法」が施行され、老人医療費無料が廃止されました。老人保健法のもう1つの狙いは、社会的入院を減らして地域医療を推進し、高齢者を地域に帰すことだったといえます。同法によって診療報酬に「退院患者継続看護・指導料」が新設され、病院の訪問看護に初めて診療報酬がつけられました（翌年、「寝たきり老人訪問看護・指導料」と改称）。89年には「高齢者保健福祉推進十カ年戦略（ゴールドプラン）」が策定され、高齢化への備えが端緒につきました。

1990年代

在宅医療の黎明期

1990年	国民医療費 ▶ 20.6兆円（90年度） 平 均 寿 命 ▶ 男性75.9歳、女性81.9歳 高 齢 化 率 ▶ 12.1%

高齢社会が到来

　1990年代に入り、わが国の高齢化は進行します。新田クリニックは1990年の開業と同時に在宅医療を始めました。1994（平成6）年、高齢化率は14％を突破して高齢社会が到来しました（図3）。98年には、100歳以上人口が1万人を突破しています。

　1989年のゴールドプランでは在宅福祉事業が推進されることとなり、「在宅三本柱」（ホームヘルプ・デイサービス・ショートステイ）の強化が謳われました。90年に福祉八法（老人福祉法、身体障害者福祉法、精神薄弱者福祉法、児童福祉法、母子及び寡婦福祉法、社会福祉事業法、老人保健法、社会福祉・医療事業団法）が改正され、都道府県と市町村に「老人保健福祉計画」の策定が義務づけられます。以降、在宅福祉サービスは急速に整備されていったものの、このころは利用が伸びず、普及したとはいえません。

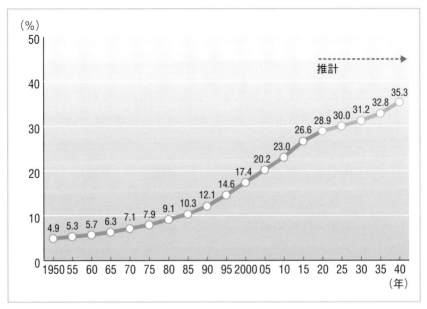

図3 高齢化率 の推移と将来推計

出典：内閣府「令和元年版高齢社会白書」

2015年までは総務省「国勢調査」、2018 年は総務省「人口推計」（平成 30 年 10 月 1 日確定値）、2020 年以降は国立社会保障・人口問題研究所「日本の将来推計人口（平成 29 年推計）」の出生中位・死亡中位仮定による推計結果。

　ゴールドプランには地域ケアを推進する目的がありましたが、福祉八法改正によって社会福祉法人や社会福祉協議会が強化されたことは、後の介護保険創設にとってマイナスとなる側面もありました。

　1991 年に老人保健法が改正され、老人訪問看護制度が創設されました。改正老人保健法は 92 年に施行され、老人訪問看護ステーションの設置が始まりました（同年、第 2 次医療法改正で療養型病床群が創設）。

居宅が第3の医療提供の場に

　さらに、92 年の診療報酬改定で、在宅医療の包括点数の原型ともいえる「寝たきり老人在宅総合診療料」が創設され、「居宅」が「外来」「入院」に続く第3の医療提供の場であることが明確となりました。

　1994 年に「新・高齢者保健福祉推進十カ年戦略（新ゴールドプラン）」が策定されました。この年には在宅時医学管理料、在宅末期総合診療料、ターミナルケア加算などをはじめ、在宅患者訪問薬剤管理指導料の創設、無菌製材処理加算（注射薬）の新設などにより、在宅医療の制度が整えられていきます。

　同年の健康保険法の改正により「訪問看護制度」が創設され、訪問看護の対象は 65 歳未満にも拡大されました。

　1990 年以降、病院での医療を経験する中で、治す医療のみでは成立しない、生活者を支えることにより人生の最後まで伴走し見守ることができる医師が登場しました。在宅医療に関する学術団体も次々と誕生し、在宅医療についての研究や臨床での知見が集積されるベースがつくられていきます。経管栄養法や中心静脈栄養法をはじめ、持続的な医療用麻薬の投与などを行う患者が増え、在宅医療で行われる医療内容も高度化しました。

コラム 在宅医療関連の団体の発足

1960年　実地医家のための会（78年、日本プライマリ・ケア学会に改編）

86年　日本家庭医療学研究会（2002年に日本家庭医療学会に改編）

90年　在宅癌治療研究会（99年に日本在宅医療研究会、2008年に日本在宅医療学会に改編）

91年　全国ホスピス・緩和ケア病棟連絡協議会

93年　日本総合診療研究会（2000年、日本総合診療医学会に改編）

94年　在宅診療を推進する医師の会（99年、日本在宅医学会に改編）

95年　在宅ケアを支える診療所全国ネットワークなど

96年　日本在宅栄養管理学会／日本在宅ケア学会

2008年　全国在宅療養支援診療所連絡会（20年、全国在宅療養支援医協会に改編）

09年　全国在宅歯科医療・口腔ケア連絡会（16年、全国在宅療養支援歯科診療所連絡会に改編）

10年　全国薬剤師・在宅療養支援連絡会／日本プライマリ・ケア連合学会（日本プライマリ・ケア学会、日本家庭医療学会、日本総合診療医学会が合併）

12年　日本訪問リハビリテーション協会

15年　全国在宅医療医歯薬連合会（全国在宅療養支援診療所連絡会、全国在宅療養支援歯科診療所連絡会、全国薬剤師・在宅療養支援連絡会の連合組織）

19年　日本在宅医療連合学会（日本在宅医学会と日本在宅医療学会が合併）

2000年代

介護の社会化が実現

2000年	国民医療費 ▶ 30.1兆円（2000年度）
	介護保険給付費 ▶ 3.6兆円（2000年度）
	平 均 寿 命 ▶ 男性77.7歳、女性84.6歳
	高 齢 化 率 ▶ 17.4%

介護保険で高齢者ケアが充実

　2000年代の最大のトピックは、介護保険制度の開始でしょう。これによって、家族介護から社会的介護へと舵が切られると同時に、在宅医療・ケアの現場も大きく変化していくことになります。1990年代初頭からの在宅医療の実践が、生活を支える医療、生活モデル医療へと広がっていくのです。

　介護保険制度によって、在宅で提供される介護サービスは多彩になりました。医療分野の在宅訪問には、歯科医師、薬剤師、管理栄養士、理学療法士などが参画するようになりました。歯科衛生士による訪問口腔ケアや薬剤師による訪問服薬指導、管理栄養士による訪問栄養指導、理学療法士による訪問リハビリテーションなど、在宅生活を維持するためのサービスが公的医療保険や介護保険で提供され、在宅高齢者のQOLが高まっていきます。訪問看護の多くの部分が介護保

険の居宅サービスに位置づけられるのも特徴です。

　介護保険事業には民間事業者の参入が認められ、居宅サービス事業所数も飛躍的に増えました。患者・利用者の生活を支えるため多職種による連携や統合が必要となり、多職種協働や地域連携の仕組みが進展しました。

　2007 年に高齢化率が 21% を超え、わが国は「超高齢社会」に突入しました。高齢者が増えて人口構造が大きく変わり、国民皆保険などの社会保障を持続可能とすることが重要課題となりました。2008 年、75 歳以上（寝たきり等の場合は 65 歳以上）の高齢者が加入する「後期高齢者医療制度」が導入されました。後期高齢者医療制度と同時に、かかりつけ医の包括報酬制度が議論されました。筆者は今後の高齢化時代を乗り切るために賛同しましたが、残念ながら実施されませんでした。

在支診が創設される

　医療分野の動きとしては、2000 年の第 4 次医療法改正により病床機能が分化され、従来の「その他病床」は「療養病床」と「一般病床」に分けられました。また、訪問看護への 24 時間連絡体制加算（2018 年度に 24 時間対応体制加算に一本化され廃止）により、在宅医療の 24 時間の提供体制が評価されることとなりました。

　2006 年には第 5 次医療法改正が行われ、在宅医療の確保に関する事項が医療計画に位置づけられました。具体的には、

「医療計画制度を見直し、地域連携クリティカルパスの普及等を通じ、医療機能の分化・連携を推進し、切れ目のない医療を提供する。早期に在宅生活へ復帰できるよう在宅医療の充実を図る」などが盛り込まれました。

同年の診療報酬改定で、在宅療養支援診療所（在支診）が創設されました。在支診は地域の在宅医療を支える窓口として、他の病院や診療所等と連携を図りつつ、24時間の往診や訪問看護などを提供します。初年度に1万弱が届け出を行い、以降、少しずつ増え続けていますが、近年は横ばいで推移しています。2008年、在支診の団体である全国在宅療養支援診療所連絡会（現・全国在宅療養支援医協会）が発足しました。

2008年には在宅療養支援病院（在支病）が誕生しました。診療所のない地域において、在宅療養支援診療所と同様に、在宅医療の主たる担い手となっている病院です。

●在支診の主な施設基準

① 診療所
② 24時間連絡を受ける体制を確保している
③ 24時間往診可能である
④ 24時間訪問看護が可能である
⑤ 緊急時に入院できる病床を確保している
⑥ 連携する保険医療機関、訪問看護ステーションに適切に患者の情報を提供している

⑦年に1回、看取りの数を報告している

（③④⑤の往診、訪問看護、緊急時の病床確保については、連携する保険医療機関や訪問看護ステーションにおける対応でも可）

●在支病の主な設置基準

①200床未満又は4km以内に診療所がない病院

②24時間連絡を受ける体制を確保している

③24時間往診可能である

④24時間訪問看護が可能である（連携する保険医療機関や訪問看護ステーションにおける対応でも可）

⑤緊急時に入院できる病床を確保している

⑥連携する保険医療機関、訪問看護ステーションに適切に患者の情報を提供している

⑦年に1回、看取りの数を報告している

診療報酬で普及を後押し

2006年の診療報酬改定で在宅時医学総合管理料（在医総管）、08年改定で特定施設入居時等医学総合管理料（特医総管）が導入されました。後者は後期高齢者医療制度の創設と軌を一にして在宅医療の充実を図ったものです。その後の報酬改定で、在医総管・特医総管は同一建物居住者の場合に減額されました。同一建物の解釈をめぐっては、さまざまな議論を経て今に至っています。施設への在宅医療が、大規模な在支診

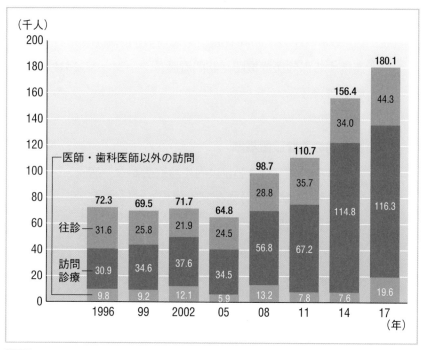

図4 在宅医療を受けた患者数（推計）の推移
出典：厚生労働省「患者調査」2017年
2011年は宮城県の石巻医療圏・気仙沼医療圏、福島県を除く。

を生む土壌にもなっています。

　06年改定では、重症度・処置の難易度が高い患者への訪問看護の評価や、在支診が関与する在宅ターミナルケアへの評価引き上げも実施されました。これらの施策は、在宅医療の報酬を手厚くして普及を図る目的がありました。その結果、在宅医療を受けた患者数は増加しています（図4）。

　歯科領域でも、在宅歯科医療の普及・啓発をめざし、2009年に全国在宅歯科医療・口腔ケア連絡会設立準備会が設立さ

れました。2015年には全国在宅療養支援歯科診療所連絡会と改名、「療養者の口から食べること、会話によるコミュニケーション等、生活を支える」を目的に掲げ、在宅歯科医療・口腔健康管理を推進しています。

看護領域では2008年、日本看護協会、日本訪問看護財団、全国訪問看護事業協会が訪問看護のさらなる推進のために会議を設置し、「訪問看護10カ年戦略」を発表しました。

2007年、第1回在宅医療推進会議が開催されます。「看取りを行う在宅医療を推進するための方策について関係者の意見を聴くこと」などを目的に、国立長寿医療センター（当時）総長が招集しました。同会議は2016年までほぼ毎年開催され、厚生労働省や専門職団体などが参加する規模となりました。

在宅を支える制度が整備される

介護保険創設以外の介護領域の動きとしては、2000年、「ゴールドプラン21」が策定されました。「高齢者が健康で生きがいをもって社会参加できる社会」を謳い、介護サービスの基盤整備と生活支援対策を定めました。

介護保険法は2005年に改正されました（翌年4月施行）。予防が重視され、予防給付などさまざまな施策が導入されました。その背景には、要支援と要介護1に該当する高齢者が増加し、従来型の介護サービスではニーズに応えられなくなってきたことがあります。この改正で設置が決まった「地域包括支援センター」が予防の拠点となりました。介護予防に

対する具体的方策が市町村にゆだねられ、市町村間に格差を
もたらす土壌もできました。

　認定区分も変更され、それまでの「要支援」が「要支援1」
「要支援2」の2段階になり、それまでの要介護1の多くが要
支援2に移行しました。

　小規模多機能型居宅介護や夜間対応型訪問介護などの地域
密着型サービスも、この改正で導入されました。2012年には、
医療的ニーズにこたえるため、看護小規模多機能型居宅介護
（当時の名称は複合型サービス）が創設されました。こうして、
高齢者の在宅生活を支える制度が着々と整備されていきます。

2010年代

在宅医療の充実期

2010年	国民医療費 ▶ 37.4兆円（2010年度）
	介護保険給付費 ▶ 7.8兆円（2010年度）
	平 均 寿 命 ▶ 男性79.6歳／女性86.4歳
	高 齢 化 率 ▶ 23.0%

医療と介護の連携が課題に

　2010年代は地域包括ケアシステムの構築が進み、地域で暮らす高齢者を多職種で支える動きが本格化します。2018年度からは在宅医療・介護連携推進事業が全国の市町村に義務づけられるなど、在宅医療は市民生活の基盤の一つとなりつつあります。

　2010年以降の医療を表すキーワードは、「超高齢」「長寿」「多死」です。わが国は超高齢社会に突入し、高齢者の人数が増え、85歳以上の長寿者も増え続けています。今後、介護が必要な人口が増加して需要爆発が起こるとも予測されています。

　死亡数も増加し、多死社会が訪れます（図5）。2030年の看取りは医療機関が約89万人、自宅が約20万人、介護施設が約9万人、それらのどこでもない「その他」が約47万

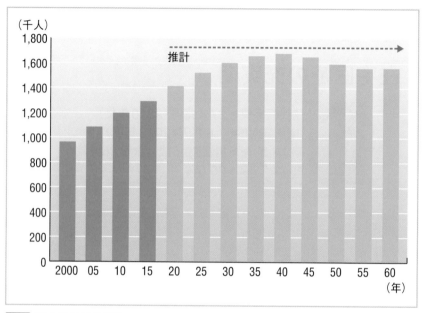

図5　死亡数の将来推計

出典：2015年以前は厚生労働省「人口動態統計」、2020年以降は国立社会保障・人口問題研究所「日本の将来推計人口（平成24年1月推計）」出生中位・死亡中位による推計

人と推定され、看取り場所の不足が課題となっています。その10年後、2040年には死亡者がピークに達し、年間約166万人が亡くなると予想されています。

　家族の形も大きく変化し、独居高齢者が増加しています。高齢期から人生の最終段階までを過ごす住まいの創造も新たな課題です。在宅医療は、このような社会を支えるインフラの1つとなります。

　2011年の介護保険法改正（翌年4月施行）では、地域包括ケアシステムの構築が明記されました。地域密着型サービス

に、定期巡回・随時対応型訪問介護看護や複合型サービス
（当時の名称。現在は看護小規模多機能型居宅介護）が創設
されます。

制度が充実し機能強化型で高い評価

　2011〜12年、在宅医療連携拠点事業が実施されました。
在宅医療を提供する機関等を連携拠点として、多職種協働に
よる在宅医療の支援体制を構築し、医療と介護が連携した地
域における包括的かつ継続的な在宅医療の提供を目指すため
のモデル事業で、2012年には医師会や在支診、在支病、訪
問看護ステーション、市町村など105カ所に広がりました。
在宅医療ネットワークの構築が進み、医療と介護の相互理解
が深まり、ケアマネジメントの質が向上した、などの成果が
報告されています。新田クリニックもモデル事業に参加し、
その後、東京都の事業、市町村事業へと受け継がれ、現在は
国立市在宅医療協議会として継続されています。

　2012年、機能強化型在宅療養支援診療所・病院が制度化
されました。複数の医師が在籍し、緊急往診と看取りの実績
を有する医療機関（地域で複数の医療機関が連携して対応す
ることも可能）が往診料や在宅における医学管理等を行った
場合、高い評価を行うものです。

●機能強化型在宅療養支援診療所・病院の施設基準
① 在宅医療を担当する常勤の医師が3名以上配置

②過去1年間の緊急の往診の実績を5件以上有する

③過去1年間の在宅における看取りの実績を2件以上有している

（①〜③については、他の連携保険医療機関＝診療所又は200床未満の病院＝との合計でも可）

　新田クリニックは常勤医師2.5名体制のため機能強化型ではありません（常勤換算の不思議さを感じるところです）。しかし院内看護体制の充実により、24時間体制の在宅医療を提供できています。

社会保障改革の枠組みでも在宅を重視

　同年、社会保障制度改革推進法が成立。これに基づき社会保障制度改革国民会議が設置され、報告書が翌年8月に公表されます。この「社会保障制度改革国民会議報告書」（以下、報告書）は超高齢・人口減少社会へと進む今後の医療・介護のあり方を示しました。〈医療はかつての「病院完結型」から、患者の住み慣れた地域や自宅での生活のための医療、地域全体で治し、支える「地域完結型」の医療、実のところ医療と介護、さらには住まいや自立した生活の支援までもが切れ目なくつながる医療に変わらざるを得ない。ところが、日本は、今や世界一の高齢国家であるにもかかわらず、医療システムはそうした姿に変わっていない〉（報告書より引用）。

　2014年6月、報告書を受けて「地域における医療及び介護

の統合的な確保の促進に関する法律（医療介護総合確保推進
法）」が成立します。これは医療・福祉領域の 19 の法律を一
体的に改正するもので、第 6 次医療法改正や介護保険法改正
などが含まれます。第 6 次医療法改正では病床機能報告制度
が創設され、地域医療構想の策定を都道府県に義務付けるこ
ととなりました（地域医療構想は 2016 年度末までに全都道
府県で策定が完了）。筆者はこの法律を審議した衆院厚生労
働委員会に賛成側の参考人として招致され、認知症ケアや医
療介護連携などについて述べたことを覚えています。

フレキシブルな地域包括ケア病棟

　2014 年の診療報酬改定により「地域包括ケア病棟／病床」
が創設されました。地域包括ケア病棟の役割は、まず、急性
期治療を終了して病状が安定した患者に対し、在宅や介護施
設への復帰に向け支援します（ポストアキュート）。従来、
一般病棟で病状が安定すると早期に退院でしたが、退院に不
安のある患者に対して治療やリハビリなどを行います。2 番
目は在宅・生活復帰に向けた支援。3 番目は在宅や介護施設
で療養している患者の急性増悪を受け入れる役割（サブアキ
ュート）です。

　回復期リハビリテーション病棟との違いは、回復期リハ病
棟が脳血管疾患、大腿骨・骨盤等の骨折といった特定の疾患
の急性期治療を終えて症状が安定した患者に限定して集中的
にリハビリを行うのに対して、地域包括ケア病棟は疾患に関

係なく入院でき、患者の病状に応じて包括的にリハビリを提供する点です。

　地域包括ケア時代の高齢者医療は「ほぼ在宅、ときどき入院」と言われます。地域包括ケア病棟は、高齢者が生活を維持するために、入院と在宅を分断せずスムーズに行き来するための病棟といえます。

　そして2018年、国際在宅医療会議が東京で開催されます。韓国、台湾、香港、ミャンマー、タイから在宅医療を実践する医師らを招聘しシンポジウムを開き、「東京宣言」を採択しました。

水平連携の時代へ

　85歳以上の超高齢者の増加にしたがって、医療と介護の連携あるいは統合がクローズアップされるようになりました。臓器だけを治療しても元の生活には戻れないことが多いため、医療だけでは支えられず、リハビリや介護との連携が不可欠だからです。2015年度からは、市区町村に在宅医療・介護連携推進事業の実施が義務付けられました。

　連携というと、従来は〈（高度）急性期病院→回復期病院→地域の診療所〉の垂直連携が主体でした。しかし、これからは、〈病院・診療所・訪問看護・訪問介護・ケアマネジャーなど〉が横に並ぶ、水平連携の時代です。

日本在宅ケアアライアンス

コラム

　現在の訪問診療の原型が誕生して 30 年余、在宅医療は全国各地で発展した。2015 年 3 月、在宅医療の普及推進を目指す専門職団体の連合組織、日本在宅ケアアライアンス（JHHCA）が誕生した。この前年に採択された「在宅医療推進のための共同声明」に賛同した団体が加盟し、研究・教育や啓発・社会活動、政策提言といった事業に取り組んできた。2020 年 11 月、在宅医療の普及・推進・向上を目指し、設立時社員 17 団体による一般社団法人となった。

　最新の「在宅医療推進のための共同声明」は 2019 年版で、以下の通り。

1. 市民とともに、地域に根ざしたコミュニティケアを実践する。
2. 医療の原点を見据え、本来あるべき生活と人間の尊厳、そして生きがいを大切にした医療を目指す。
3. 医療・福祉・介護専門職の協力と連携によるチームケアを追求する。
4. 病院から在宅へ、切れ目のない医療提供体制を構築する。
5. 療養者や家族の人生に寄り添うことのできるスキルとマインドをもった、在宅医療を支える専門職を積極的に養成する。
6. 日本に在宅医療を普及させるために協力する。
7. 毎年 11 月 23 日を「在宅医療の日」とし、在宅医療をさらに推進するためのフォーラムを開催する。

第**2**章

在宅医療の事例
——生活モデル医療の実践

　新田クリニックは東京・国立に 1990 年に開院し、開院時より地域の患者への外来診療と在宅訪問診療を行っている。治療し支えてきた数多くの在宅患者から、30 例を紹介する。

認知症はあるものの拒否が少なく、穏やかに暮らす

訪問診療開始時の年齢／性別	83／男性
訪問診療開始時の要介護度	3
訪問診療開始時の主な疾患	高血圧、腰痛
認知症	あり

様々な在宅サービスを利用

　都営アパートに妻と暮らしていた 80 代の M さんは、外出時に鍵を忘れるなど軽い認知症はあるものの、同年代の妻がサポートして生活が成り立っていました。もともと新田クリニックは在宅酸素療法が必要な妻の訪問診療に入っていましたが、その妻が心不全で亡くなり、2015 年 1 月から M さんの訪問診療がスタートしました。

　妻の生前の訪問診療の日には、M さんは調子が良いと玄関先まで出迎えてくれました。妻が亡くなった日は、「起きてこないんだよ」と不安げでした。このとき妻は心肺停止、既に亡くなっていたと思われますが、M さんは気がつかなかったようです。

　M さんは、この頃は「長谷川式認知症スケール」4 点でし

たが、今は０点です。ADLは自立し、いわゆる"認知症の問題行動"も少なく、拒否もそれほどありません。

　Mさんには月２回の訪問診療と週１回の訪問看護が入っています。週３回はデイサービスに通うほか、食事介助などのためヘルパーが訪問します。ヘルパーはデイサービスに行かない日の昼食介助と、毎日の夕食介助に訪れます。

　ヘルパーは最初のころ、調理した食事を冷蔵庫に入れておき、「後で食べてくださいね」と声掛けして退去していました。しかしMさんがそれを食べることはなく、冷蔵庫にたまっていくばかりでした。Mさんは痩せていきました。そこで、ヘルパーが調理したらすぐ食べていただくように変えたら、忘れることもなく食べるようになりました。

　男性はあまり好まないことが多いデイサービスも、拒否なく通っています。お風呂は気持ちが良いとのこと。Mさんは穏やかな性格で、スタッフからも愛されています。

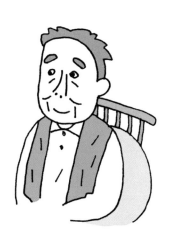

トイレがわからなくなって入所

　認知症の症状は少しずつ進んでいます。見当識障害のため、時間の感覚はありません。昼だからご飯を食べよう、夜だから寝ようという行動が起こせず、促さないと、ずっと座っています。行動を促すためのさり気ないサポートが必要です。

　急な発熱を起こすこともなく、長い間、心身共に状態が安定していましたが、2020年2月下旬に施設入所となりました。認知症が進んでトイレの場所がわからなくなり、アパートの外廊下で用を足すようになって苦情が出されてしまったのです。近隣との関係が悪くなり、在宅生活を続けることができなくなりました。

事例

2

亡くなる直前まで生活を楽しみ、在宅看取りとなった

訪問診療開始時の年齢／性別	84／男性
訪問診療開始時の要介護度	3
訪問診療開始時の主な疾患	胃がん
認知症	あり

末期胃がんで腸ろうを造設したが

Iさんは1人暮らしが長く、認知症はありましたが、食事は自分で作って食べていました。エアコンは使わず、流しで洗濯するなど、つつましく暮らしていました。アパートに住む前は路上生活者で、市議会議員がかかわり支援をしていました。

あるとき体調を崩し、胃がんと診断され入院するものの、末期で手術できず腸ろうを造設して退院となりました。在宅復帰にあたり新田クリニックに訪問診療の依頼があり、Iさん本人も病院でのカンファレンスに参加しました。認知症のため病気への理解は十分でなく、「胃を取らずに済んだんです。がんが治ったんですよ」としきりに主張し、亡くなるまで胃がんが完治したと信じていたようです。

　退院後、I さんが腸ろうから 8 時間もかけて栄養を摂取することは物理的に難しく、ヘルパー立ち合いでミキサー食からスタートしました。しかし病気への理解がないため、1 人になると納豆など普通食を食べ、その都度、喉につかえてしまいます。自分で即席ラーメンを作って食べ、不調になることもありました。病院から、腸ろうによる栄養摂取をいずれ再開する予定と説明されていたので、腸ろうを外すこともできません。

　やがて、朝一番で福祉会館の風呂に入って帰宅後、訪問看護師が訪れ、腸ろうの処置を行うのが日課となりました。家事援助は、市の地域包括支援センターが協力しボランティアが入っていました。一時期は、知らない人が自宅にやってくることをストレスに感じ、「あの人が盗った」などと言うこともあったようです。が、それもやがて収まりました。

　腸ろうの管理計画を細かく立てた矢先に、口から食べられるようになりました。ボランティアの声掛けにより、腸ろうで摂る栄養を口から飲むようになり（200 mℓ）、その後は、経口摂取が可能となりました。こうして、亡くなるまで口から食べることができ、結局、腸ろうは使いませんでした。

ある朝ヘルパーが訪問したら

　I さんは視力が落ちるのを苦にして、白内障の手術を受けたいと訴えるようになりました。ケアチームからは今さらという意見も出ましたが、本人が自分の目で見ることを切望し

たので、眼科医に依頼し、手術を受け、視力が戻りました。
Ｉさんも満足のようでした。

　Ｉさんの最期について、ボランティアを含めたスタッフ全員で話し合い、病院には連れて行かず、私たちがこのアパートで看取りましょう、ということになりました。食事介助に訪れたヘルパーがＩさんの最期に気づきました。ある朝、訪問したら、亡くなっていたそうです。「ここ２、３日元気がない」と心配していた矢先のことでした。死因は胃がん。しかし痛みの訴えはなく、鎮痛は行いませんでした。亡くなる半月ほど前に河口湖に出掛け、最後まで生活を楽しんだＩさんでした。

在宅サービスをフル活用し、
独居で暮らす

訪問診療開始時の年齢／性別	92／女性
訪問診療開始時の要介護度	3（現在は5）
訪問診療開始時の主な疾患	尿路感染症、腰痛
認知症	あり

ヘルパーが毎日訪問する

　子どもたちが遠方に暮らすNさんは、ご主人が亡くなった後は、独居です。現在は要介護5で、ADLは一部介助。認知症がゆるやかに進んでいます。麻痺はありません。

　人の目が途切れないように、訪問介護のヘルパーが毎日サービスに入ります。朝90分は、起床介助、着替え、食事のサポートです。最近、むせやすくなったので、ソフト食になりましたが、一部介助で食べられています。

　週3回通っているデイサービスの日は、9時45分にデイの車が迎えに来たらヘルパーからデイのスタッフに引き継ぎます。夕方90分は、デイサービスからの帰宅を出迎え、食事を提供し、就寝介助を行います。Nさんは、夜は1人で寝ています。以前は、スムーズに誘導できればトイレに行けま

したが、最近、夜はおむつ着用になりました。デイサービスがない日は、ヘルパーは昼も訪問し、昼食と夕食、就寝のサポートをします。

体調の急変時に往診で対応

　笑顔が多いNさんですが、会話の内容にまでは理解が及んでいない様子です。「食べましょう」と声を掛けると、食事の時間になったことは分かっているようです。服は1人で着ることができていましたが、順番を間違えるようになり、一部介助となりました。以前は、こたつのコードをハサミで切るなどの行動が見られましたが、デイサービスに通うようになってから落ち着きました。

　新田クリニックは、Nさんから往診依頼があった時に対応しています。入浴時に血圧が下がって一過性の意識障害を起こし、たまたまNさん宅に来ていた長女が慌てて救急車を呼んでしまったことがあります。その時は、事情を知る救急隊が新田クリニックに搬送しました。また、尿路感染を起こし発熱した際は、急遽、デイサービスに駆けつけ、点滴を行いました。体調がかんばしくないときは、ヘルパーにサービスの追加を依頼し、見守りをお願いすることもあります。

　転倒を繰り返すNさんですが、骨折までには至らず、痛みの訴えが強いときは座薬を入れ、コルセット着用で対応できています。今は状態が安定しているので、イベントが起こらない限りこの状態を維持できると考えられます。

4

介入拒否でも根気よく訪問、
環境を整備し落ち着きを取り戻す

訪問診療開始時の年齢／性別	94／女性
訪問診療開始時の要介護度	3
訪問診療開始時の主な疾患	腸骨骨折
認知症	あり

やむをえず窓から入室し診察

　　いつものスーパーに買い物に行く途中で転倒したＴさんは、
通りすがりの人が要請した救急車には乗らず、1人で暮らす
自宅へ帰った気丈な性格です。近所との交流はありませんで
したが、"ちょっと変わった人"と思われていました。夜中
に大声を出したり、公道の植木を勝手に切ったりすることが
あったからです。

　　「転倒後、自宅で動けなくなっているものの、介入拒否が
強く病院受診が難しい人がいる」と、地域包括支援センター
から新田クリニックへ依頼があり、翌日、Ｔさん宅を訪問し
ました。

　　ところが、玄関の鍵を開けてもらえず、入れずじまい。そ
んなことが続いたある日、開いていた窓からやむをえず入室

し、診察しました。痛みの訴えが強く、すぐに総合病院を受診しましたが、Tさんが騒いだため処置できないと、帰されました。のちに腸骨の骨折が判明しましたが、手術の必要はなく、座薬を入れるなどの処置で、1カ月ほどで改善しました。

　院長が訪れた時も、部屋には入れませんでした。入室拒否が3〜4回続いた後、地域包括支援センターのスタッフと訪問し、業者に鍵を開けてもらってようやく入室しました。歩行が困難なTさんは、はって床を移動した様子で、洋間は便だらけでした。

　自宅には浴室がなく、洗濯機もありません。今までどのように暮らしていたのか分からないのですが、ひとまず介護保険の申請手続きをとり、訪問介護を利用するなど、環境整備から着手しました。

在宅サービスや近所の人が支援

　訪問介護のヘルパーが1週間分のパンやカップスープなどを置いて帰ったら、ひと晩でなくなっていたそうです。翌日、Tさんの口元に粉がたくさん付いていたことから、カップスープは、お湯を入れずにそのまま食べていたようでした。

　2週間後、Tさんは立てるようになり、排泄もポータブルトイレでできました。まだ歩くのは難しいと予測していた頃、約1キロ先のスーパーまで自力で辿りつき、さすがに帰りは力尽きて、タクシーで帰ったそうです。

　認知症は中等度ですが、短期記憶障害が強く、同じことを
くり返し話すので、コミュニケーションが難しい状態です。
かかわる人の顔をなかなか覚えられず、「あなたはどこから
来たんですか？」と、訪問看護師にも幾度となく訪ねます。
訪問診療のスタッフにも、「NHKの人？　こっそり撮らない
でね！」などと言い続けます。

　少し元気になった頃に、真夜中に騒いだことがありました。
このとき、隣人が様子を見に行ってくれて、それ以降、隣人
がゴミ出しを手伝うこともあるようです。

　訪問診療や訪問看護をはじめ、訪問介護のヘルパー、地域
包括支援センター、隣人によるカンファレンスを行い、月1
回の訪問診療、訪問看護が介入し、ヘルパーによる生活支援
を続けています。洗濯はヘルパーがコインランドリーで行い、
買い物は、気が向いた時にヘルパーと一緒に行っています。
最近は、歩行がスムーズになりました。心身共に落ち着いて
いるＴさんですが、金銭管理はできないので、権利擁護の担
当者が関わっています。

5

最期について家族と話し合い、
老人ホームで看取り

訪問診療開始時の年齢／性別	98／女性
訪問診療開始時の要介護度	1
訪問診療開始時の主な疾患	多発性血管炎、自己免疫疾患、高血圧、骨粗しょう症、リウマチ
認知症	なし

キャリアウーマンの草分け

　Iさんは多発性血管炎や自己免疫疾患などの既往歴があり、総合病院へ通院しながら長い間、娘が自宅で介護を続けていました。要介護1でしたが、徐々にADLが下がり自宅での在宅介護が難しくなって、介護付き有料老人ホームに入居することとなりました。入居後、月1回の訪問診療が始まりました。

　Iさんはキャリアウーマンの草分け的な存在で、90歳を過ぎてもかくしゃくとしています。訪問時も身だしなみを整え、お化粧をして迎えてくれました。有老入所後も、しばらくは変わりなく穏やかに過ごしていましたが、次第に気力がなくなり、快活さが薄れていきました。転倒することも増え、た

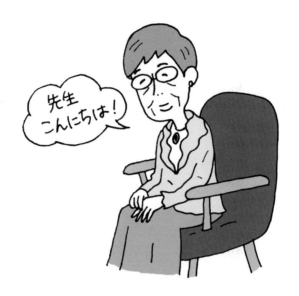

びたび有老から連絡が入りました。

　入居半年後、発熱と呼吸苦を訴え、有老から外来に連れて
こられて診察を依頼されました。肺に雑音が認められ、Ｘ線
検査の結果、肺炎でした。酸素量は十分だったため、点滴を
して、有料老人ホームに戻りました。

いったん意識が戻った後に

　Ｉさんは人工呼吸器などの延命処置は希望しないと意思表
示し、家族も同意しています。このときも「急変した場合は、
救急車を呼ばず新田クリニックへ電話をする」と確認できて
いました。

　翌日午前、有老から「呼吸回数が増え、意識がはっきりし
ない」と連絡が入り、すぐ向かいました。酸素飽和度96％、

血圧 112 です。意識は戻っていましたが、肺には雑音が認められました。

　同時に連絡を受けた娘が慌てて救急車を呼んでしまい、クリニックのスタッフが到着した直後、救急車が到着しました。この時に急変し、I さんはチェーンストークス呼吸の状態となりました。娘に再度、「病院へは搬送してもらわない」と確認した上で、救急隊にはお引き取りいただきました。

　同日午後、もう一度訪れると「あら、先生、来てくださったの」と I さん。この日は親戚が訪れ、昔話に花が咲いたそうですが、座っているだけでも意識が遠のくことがあったようです。翌日の昼間も、「苦しくありません」としっかりとした発語がありました。酸素投与量は 2.5 リットルでしたが炎症反応の数値が高く、この日 17 時に呼吸停止となり、亡くなりました。99 歳でした。

事例

6

大腸がんで在宅緩和ケア、
母親との面会後に息を引き取った

訪問診療開始時の年齢／性別	57／女性
訪問診療開始時の要介護度	1
訪問診療開始時の主な疾患	大腸がん
認知症	なし

大腸がんの治療終了で在宅緩和医療に

　　がんの在宅緩和ケアで介入となり、初回訪問時から約1カ月後に看取りとなったKさんの訪問診療は、ケアマネジャーからの依頼で始まりました。

　　Kさんは二十数年前に乳がんで化学療法を受けた経験があり、6年前に原発性大腸がんを指摘されました。総合病院で大腸を切除し、外来に通いながら化学療法を受けていましたが、治療終了となり、在宅緩和医療を選択されました。ホスピスへの入院も考えていたKさん自身も、看取り段階であることは理解していました。

　　Kさんは独居で、在宅介護のキーパーソンは近隣の友人と、幼少期からの友人2人の計3人でした。連絡を取り合う弟と70代の母親は四国で暮らしていますが、統合失調症の母

親とは確執があり、長年、会うことはありませんでした。K
さん自身も幼少期から、うつ症状がありました。

　初回訪問時は歩行が可能でした。「緑を見に行きたい」と
いった発言がありましたが、2週間ぐらいたつと苦しさが増
し、買い物の外出が難しくなりました。次第に起き上がるこ
とも難しくなってほぼ臥床となり、キーパーソンである幼少
期からの友人の1人が1週間の期限付きで上京し、泊まり
込みで介護しました。弟と何度も話し合ってきたという別の
キーパーソンと相談し、「実母とは確執があるとはいえ、亡
くなる前に会わせないわけにはいかない。意識障害が進んだ
時点で、母親と対面の時間を設けることを検討する」ことと
なりました。

　数日後、湯が張られていない浴槽に出たり入ったり、2、3
分おきに寝たり起きたりを繰り返すなどせん妄状態となり、
付き添いの友人も疲労が濃くなります。せん妄を改善する点
滴を打つと、点滴後は落ち着いた様子が見られました。

疎遠だった母と親子の時間を過ごす

　このころ、弟が四国から上京し、母親との対面のタイミン
グや方法について話し合いました。この時点では、翌週末、
Kさんを病院へ入院させ、そこで母親と対面することを決め
ました。また、せん妄が見られるKさんを1人にするわけ
にはいかず、24時間体制の家政婦を導入することとなりま
した。

　亡くなる3日前には、全身の痛みの訴えがありました。「腹水を早く抜いて欲しい」との求めもあり、自宅で腹水穿刺を行いました。2400㎖も採取し、腹部膨隆が軽減します。この日、改めて、自宅で最期を迎える意思をKさんに確認しました。

　2日後、薬の内服が難しくなり、貼付薬へと切り替えました。このころ、弟から母親にKさんの病状が初めて知らされました。母親との面会は、医師立ち会いのもとという条件で、病院ではなく、自宅と決まりました。

　母親との面会の日、バイタルは前日と特に変わりなく、無表情なKさんでしたが、「お母さん、何時に来るの？」としきりに尋ね、心待ちにしている様子です。いよいよ母親が到着し、面会時は母親がKさんのために購入した人参ジュースを口に含ませるなどして、親子の時間を過ごされました。

　医師が病状を説明すると、母親は「どうして、こんなになるまで言わなかったの…。昔怒りすぎた私のせいかもしれない…」とつぶやき、涙を流しました。

　説明を終え、クリニックに帰る途中の車の中で、Kさんが息を引き取ったと連絡を受けました。母親との面会から1時間後のことでした。

　「すべてが最高のタイミングで、うまくいった」と友人たちは述懐します。母、弟、友人、家政婦に見守られながらKさんは永眠されました。初回訪問から約1カ月というのは、末期がんの看取りとしては平均的な時間でした。

7

デイサービス利用で
妻とほどよい距離感を保つ

訪問診療開始時の年齢／性別	93／男性
訪問診療開始時の要介護度	1
訪問診療開始時の主な疾患	洞不全症候群
認知症	あり

夫婦とも認知症

　Kさんは妻と2人暮らしで、心臓の洞不全症候群の既往歴
があります。新田クリニックの外来に、妻がKさんの認知
症を相談に来たときから診察しています。妻は訪問診療を拒
み続けるので、訪問診療の対象はKさんのみです。

　キーパーソンは別居する息子ですが、「おまかせします」
とノータッチを続けています。妻にも軽度の認知症状があり、
ゆっくり進んでいます。買い物に出かけても道に迷ったり、
スーパーでかごを持ったままレジを通らずに帰ろうとしたり、
自分でも「大丈夫かしら？」と心配になるようです。

デイに通って安定する

　いつもニコニコしているKさんも不穏な時があり、夫婦げ

んかに発展することもあります。夫婦の距離を少し置くほうがよいと判断し、Kさんに介護保険を申請し（要介護度1）、Kさんはデイサービスに通うことにしました。ほどなくして、Kさんの状態は安定しました。元気に通い、笑顔が多く、デイサービスでも人気者です。

　服薬管理は、訪問看護師がセッティングしますが、飲み忘れもあるようです。妻は片づけが苦手で、当初はゴミ屋敷のような状態でした。今でも2階はかなり散らかっているようで、誰も入れません。

　訪問診療の対象が夫のKさんだけとはいえ、妻の様子もそれとなく見守り、状況に応じて対処する必要があると考えています。

事例

8

難聴の妻が夫を看る老老介護を経て
有料老人ホームへ

訪問診療開始時の年齢／性別	92／男性
訪問診療開始時の要介護度	1
訪問診療開始時の主な疾患	転倒し歩行困難
認知症	あり

怒りっぽくなって妻を叩く

　Mさん夫婦はともに認知症です。難聴の妻がMさんの世話をして、夫婦2人で暮らしていました。Mさんは総合病院に通院していましたが、転倒によるADL低下から通院が難しくなり、息子から新田クリニック「なんでも相談室」に連絡がありました。「なんでも相談室」は市から委託され、地域住民のさまざまな困りごとの相談を受けています。内容によって自宅訪問したり、医療機関に紹介したり、地域包括支援センターにつないだり、さまざまな方策を検討します。Mさんは、新田クリニックから訪問診療となりました。

　妻の耳はほとんど聞こえません。転倒し思うように足が動かなくなったMさんは、イライラして怒ることが多くなりました。時には、杖で妻を叩いてしまいます。何かあると近

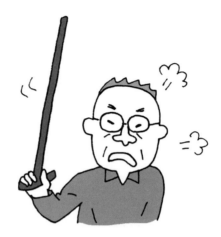

所に住む娘が様子を見にくるのですが、娘にも仕事があり、
頻回には来られません。

　こうした状態が続き、自宅で暮らし続けることがどうして
も難しくなりました。訪問診療が始まって約2カ月後、夫婦
揃って有料老人ホームへ入居となりました。

事例

9

夫が転倒骨折から寝たきりとなり、夫婦で施設へ

訪問診療開始時の年齢／性別	87（夫）、87（妻）
訪問診療開始時の要介護度	3（夫）、5（妻）
訪問診療開始時の主な疾患	腰痛の悪化（夫）
認知症	あり（妻）

妻の認知症が進み夫がサポート

　Tさん夫婦は2人暮らしです。当初は、認知症があるもののほぼ自立の妻が、めまいで具合が悪い夫をサポートしていました。妻はデイサービスを利用していました。

　妻のアルツハイマー型認知症が進んで重度となり、ベッドから車いすへの移乗や食事介助、デイサービス送迎時のサポートなどを、夫が行うことになりました。ほどなくして、夫にも腰痛の悪化が見られ、訪問介護のヘルパーを依頼しました。息子と娘がいるのですが、関わりはない様子でした。

夫の骨折は在宅の急性期

　訪問診療は、夫のめまいが重く脱水もあり、新田クリニックが往診したことがきっかけで、夫から依頼されて始まりま

した。

　Tさん夫婦が住むマンションのドアはオートロックです。ヘルパーは暗証番号を知っているので入室できますが、訪問診療のスタッフはなぜか暗証番号を教えてもらえなかったので、入れません。そのため訪問診療の際は、ケアマネジャーに先に入室してもらい、訪れていました。夫は頑固な性格で、細かなことで電話をかけて来訪を求めますが、そんな事情で入れないこともしばしばです。

　夫が転倒して骨折し、寝たきりの状態になってからは、生活が立ちゆかなくなりました。在宅の急性期と呼べる状態です。しばらくはヘルパーサービスを継続し、何とか暮らしていましたが、夫婦で介護老人保健施設へ入所となりました。

事例

10

夫婦でサ高住に暮らすも、 夫の転倒骨折から老健へ

訪問診療開始時の年齢／性別	95（夫）、87（妻）
訪問診療開始時の要介護度	1（夫）、4（妻）
訪問診療開始時の主な疾患	リウマチ（妻）
認知症	どちらもあり

うまく役割分担できていたが

　Yさん夫婦は、新田クリニックが提携するサービス付き高齢者向け住宅で暮らしています。もともと、ある県の介護老人保健施設に夫婦で入所していましたが、息子の住む東京・国立に引っ越し、サ高住に入居しました。その後、息子に依頼されて訪問診療を開始しました。

　夫は認知症があり、妻はリウマチで車椅子生活、軽い認知症もあり、看護小規模多機能型居宅介護（看多機）を利用しています。夫は日常生活は自立できていますが、認知症が進んできました。

　歩行などに問題のない夫が車椅子の妻をサポートするなど、役割分担がうまくできていました。ところが、あるとき夫が転倒して骨折し、事態は一変します。妻のサポートが全くで

きなくなったばかりか、自身の状態も悪化してしまいました。
これも、在宅の急性期といえます。

　介護サービスなどが別の契約となるサ高住での暮らしが難しくなり、夫婦で国立市の老健へ入所となりました。夫の骨折がなければ、もう少しサ高住で暮らせたのかもしれません。

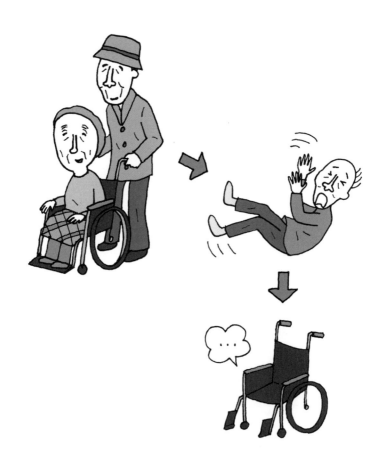

サ高住で暮らし、
娘との外出が気分転換に

訪問診療開始時の年齢／性別	89（夫）／87（妻）
訪問診療開始時の要介護度	3（夫）／要支援2（妻）
訪問診療開始時の主な疾患	腎不全、心不全（夫）
認知症	あり（夫）

腎不全に加えて高アンモニア血症に

　1年前からサービス付き高齢者向け住宅に暮らすYさん夫婦。娘に依頼され、月1回、訪問診療に伺っています。訪問看護のサポートも受けています。夫は慢性の腎不全と心不全、そして認知症があります。認知症の周辺症状（BPSD）はほとんどないもののサポートが必要なときがあり、心身ともに元気とはいえ高齢な妻は、「介護は慣れていないので、無理です！」とはっきりおっしゃいます。

　あるとき、夫に異常行動が出現し、ゴミ箱に放尿してしまいました。血液検査の結果、アンモニア値が高く、特発性門脈圧亢進症に伴う肝性脳症による高アンモニア血症と分かりました。点滴治療により精神症状は改善し、困惑していた妻も冷静さを取り戻しました。食事は、サービス付き高齢者向

け住宅の食堂で栄養バランスの整ったメニューが摂れていま
す。腎不全の状態も改善しつつあります。

　妻が介護に関心がない反面、娘は熱心で、たびたび外出の
機会を設けています。先日は、百貨店内の中華料理店に行っ
たとのこと。食事の後は、百貨店内をゆっくり見て廻ったそ
うです。娘との外出は、Ｙさん夫婦のよい気分転換になって
います。現在は、Ｙさんの状態はとても安定しています。

12

治療も検査も拒否、
末期がんで在宅看取りに

訪問診療開始時の年齢／性別	79／女性
訪問診療開始時の要介護度	5
訪問診療開始時の主な疾患	卵巣がん
認知症	あり

発達障害の弟と暮らす

　Iさんは弟と同居しています。弟は腎臓が悪く透析を受け、発達障害もあります。Iさんの体調が悪くなって家事ができなくなり、部屋の中は床が見えないぐらいに散らかってしまいました。たまに訪れる横浜在住の妹が、以前と全く異なる暮らしぶりに驚いて地域包括支援センターに相談し、訪問診療が始まりました。同時に介護保険を申請し、ケアマネジャーを決めてケアプランを立て、すぐサービス開始となりました。

　初回訪問時、Iさんの姿が見えないので、廊下に座ってお菓子を食べていた弟に「お姉さんはどこですか？」と聞くと、「トイレだよ」と教えてくれました。やっとの思いで行ったトイレで動けなくなり、そのまま数時間も閉じこもっていた

ようです。廊下には物があふれ、床も汚れていました。Iさ
んをトイレから連れ出して、便まみれの衣服を着替えさせよ
うにも、服が見当たりません。布団を敷くスペースもなく、
汚れた毛布の上で寝ていた様子でした。

　バイタルを測ると発熱が認められ、その場で点滴を打ちた
かったのですが、拒否があり、できませんでした。所見では、
「るいそう」と脱水が明らかでした。訪問診療の1カ月前ぐ
らいから、食事はプリン少量程度で、飲まず食わずだったと
予想されます。弟が飲料や弁当などを買って、置いておくぐ
らいはできていましたが、食べさせるまではできなかったの
でしょう。

生活環境と体調が改善

　医療的な介入より環境整備を優先することとし、翌日、相
談員と訪れて方針を決めました。業者に清掃を依頼し、横に
なる場所を確保するために1部屋だけ片づけ、エアコンを設
置し、介護保険で介護ベッドをレンタルすることになりまし
た。

　訪問看護と訪問介護サービスも始まりました。Iさんを説
得し、なんとか同意を得て点滴を打ち、脱水も改善していき
ました。こうして体調も良くなっていき、いなり寿司や肉じ
ゃがなどの固形物も食べられるようになり、低栄養も改善し
ていきました。

　Iさんは病院には絶対に行かないと言い、検査も拒みます。

それでも血液検査のみ行った結果、卵巣がんの腫瘍マーカー
が高く、お腹もゴリゴリと硬くなっていたので、末期卵巣が
んの腹壁転移と考えられました。下腹部痛の訴えがありまし
たが、内服が難しく、オピオイドのテープ貼付を始めました。
　看取り段階となり、亡くなる数日前には、妹が泊まりに来
ました。亡くなる当日も、Iさんに付き添う妹から電話があり、
テープ容量を増やしたりしました。訪問開始からおよそ2カ
月後、Iさんは病院には一度も行くことなく、妹と弟に見守
られながら、自宅で息を引き取りました。

13

看多機の「泊まり」を活用し
療養から看取りまで

訪問診療開始時の年齢／性別	95／男性
訪問診療開始時の要介護度	1
訪問診療開始時の主な疾患	難聴
認知症	なし

心不全が次第に悪化して

　Ｙさんはずっと１人暮らしです。認知症はなく、ADLも自立。もともと新田クリニックの外来を受診し、看護小規模多機能型居宅介護（看多機）の「泊まり」を時々利用していました。

　数年前、脱水症状で食事を摂れなくなり、有料老人ホームに自費で入居しましたが、その後回復し、自宅へ戻りました。亡くなった年の２月下旬、訪問介護で訪れるヘルパーから、Ｙさんの意識が消失していると連絡があり、緊急往診しました。心不全で、すぐ処置して改善しました。３月にも、歩くと苦しいなど労作時の呼吸苦を訴えて往診し、その後、訪問診療となりました。

　４月に入ると往診の回数が増えました。水分管理が必要な

ため自宅で過ごすことが難しくなり、看多機の「泊まり」に入りました。利尿剤などで症状は改善したものの、心不全が悪化して、1週間ほどで亡くなりました。

しっかりした意思を最期まで

Yさんは最期まで自宅で過ごしたかったのですが、独居で点滴の管理を任せられる人がいませんでした。心不全や間質性肺炎のような呼吸困難を伴う疾患の場合、独居を続けることは難しいものです。そんなときに看多機の「泊まり」は、ショートステイのように使えて看護も受けられます。

Yさんも、急にヘルパーに来てもらうことが難しく、泊まりで看てもらえる看多機を利用しました。手続きなどは、Yさんが信頼するキーパーソンの姪御さん（都内在住）が対応しました。Yさんからは「苦痛は取って欲しいけれど、厳しい水分制限などはしないでほしい」「救急車は呼ばないでほしい」と、しっかりとした主張があり、最期まで、その意思を確認できていました。

14

大腸がんステント治療後、
看多機で看取りとなった

訪問診療開始時の年齢／性別	96／女性
訪問診療開始時の要介護度	3
訪問診療開始時の主な疾患	大腸がん
認知症	なし

自宅看取りは難しいと家族が判断

　Uさんは数年前から糖尿病があり、新田クリニックに通院していました。1年前、腹痛や下痢が続いて、大腸がんが見つかりました。本人は手術を断り、総合病院にてステントを挿入し、通過障害を改善して自宅退院となりました。

　退院後は、訪問診療とデイケアを利用していましたが、がん性の疼痛が続き、痛みの治療を行いました。Uさんの家族は、当初から自宅での看取りは難しいと判断していたため、ほどなくして看取り対応の看護小規模多機能型居宅介護（看多機）へ。退院から3週間ほど後、Uさんは看多機で穏やかに亡くなりました。

事例

15

大腸がん切除後に人工肛門設置、
看多機に退院して看取り

訪問診療開始時の年齢／性別	81／女性
訪問診療開始時の要介護度	5
訪問診療開始時の主な疾患	大腸がん
認知症	なし

往診をきっかけにがんが発覚

　　夫と２人暮らしのＴさんから、「歩けなくなり、トイレに
行けない」「食事もほとんど摂れない」と訴えがあり、往診に
伺いました。著明な脱水症状と「るいそう」があったため、
点滴処置を行い、脱水が改善しました。

　　触診したところ腹部に腫瘤が見つかり、大腸がんの疑いが
ありました。血液検査で腫瘍マーカー高値、CT（コンピュー
ター断層撮影）検査を行うと、下行結腸の大腸がんで肝転移
が認められました。総合病院に紹介し、ステント留置の処置
を受けることとなりました。ところが、その処置中に合併症
が起こり、緊急開腹手術となります。開腹してがんを切除し、
人工肛門設置となりました。

　　退院が決まったものの、エレベーターのない集合住宅５階

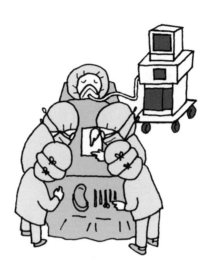

の自宅では介護が難しいため、看護小規模多機能型居宅介護
（看多機）のサービスを受けることにしました。看多機はＴ
さんの自宅からも近く、夫も訪れやすく好都合です。退院の
日、Ｔさんは病院から直接、看多機に入り、その２週間後に
亡くなりました。短い期間でしたが、夫からは「お願いして、
よかった」と言っていただけました。

事例

16

入退院を繰り返した後、
看多機で看取りとなった

訪問診療開始時の年齢／性別	88／男性
訪問診療開始時の要介護度	1
訪問診療開始時の主な疾患	前立腺がん、心不全
認知症	なし

入院と退院を繰り返し状態が落ちる

　Jさんは妻と2人暮らし。共に80代後半ですがADLは自立で、しっかりしていました。Jさんには前立腺がんがあり、ホルモン注射のために新田クリニックの外来に通っていました。

　数年前の9月、Jさんは大動脈解離で緊急入院しましたが、手術適応にはなりませんでした。入院中に心不全が悪化し、足の浮腫が顕著となりました。退院し、10月より訪問診療が始まりました。主な治療は心不全のコントロールです。

　腸閉塞を起こして救急搬送され、また入院しました。1カ月半ほどで退院しますが、退院時に「無理やり帰ってきました」とJさん自身が発言した通り、あまりよい状態ではありませんでした。訪問診療を再開したものの、徐々に状態が悪

くなり、妻の負担も増え、自宅で看るのは難しいだろうという結論に至ります。

　そこで、看護小規模多機能型居宅介護（看多機）を「泊まり」を中心に利用することになりました。妻も、病院と違って自宅から近いので、頻繁に面会に行けます。いよいよ看取りが近づき、Jさんは家に戻りたいと懸命に訴えました。その望みをかなえ、自宅に戻って1日過ごしましたが、看多機に戻り、5日後に亡くなりました。

事例

17

息子の望みを尊重し
最期は病院で亡くなる

訪問診療開始時の年齢／性別	83／男性
訪問診療開始時の要介護度	2
訪問診療開始時の主な疾患	特発性肺線維症、慢性呼吸不全
認知症	なし

精神疾患のある息子と２人で

　Ｓさんには、腹部大動脈瘤（ステントグラフト挿入術後）、狭心症（冠動脈ステント留置後）の既往歴があります。慢性呼吸不全で総合病院の呼吸器科を退院後、在宅酸素療法を行っていましたが、呼吸困難のため通院が難しく、訪問診療開始となりました。認知症はありません。

　同居する長男が買い物や薬の受け取りなど、Ｓさんをサポートしています。長男には統合失調症の持病があり、病状が悪化するとＳさんを外に追い出すなどの行動を起こすようになりました。警察が介入し、長男を緊急入院させ、Ｓさんは一時的に独居となりました。

　独居となったＳさんは、精神的に不安定な状態が続き、自身で救急車を要請し搬送されることがありました。このとき

は、経過観察となり帰宅しました。

　息子の病状はやがて好転し退院、親子2人暮らしが再開しました。Sさんは11月、細菌性肺炎で約10日間入院し、回復して退院。しばらくは在宅で療養できていました。しかし翌年1月のある日、起床時より活気不調、呼吸困難が強く、訪問看護師が訪れると、SpO_2 は60%台にまで低下していました。危険な状態です。

　Sさんは「楽にこのまま死にたい」と意思表示しました。しかし息子は「少しでも長生きしてほしい」と入院を望みます。最終的にはSさんが、以前入院したことのある病院ならと、入院に同意し、救急搬送となりました。息子は納得していました。病院にて人工呼吸器を装着するも、状態が改善することはなく、Sさんは亡くなりました。ひとつの親心のあり方を見た思いでした。

事例

18

精神疾患の次男と
支え合いながら

訪問診療開始時の年齢／性別	81／女性
訪問診療開始時の要介護度	4
訪問診療開始時の主な疾患	誤嚥性肺炎
認知症	あり

次男が介護を手伝うように

　Ｔさんは認知症になって、新田クリニックの法人であるつくし会が運営する認知症デイサービスに長く通っていました。認知症が進行して食事をうまくとれなくなり、誤嚥性肺炎を起こしたことをきっかけに、訪問診療介入となりました。

　統合失調症を患う次男と同居していて、Ｔさんは認知症でもこの次男を心配し、気にかけていました。Ｔさんは認知症が悪化して働けなくなるまで、週7日働いて親子の生活を支えていました。

　Ｔさんの認知症は徐々に悪化し、嚥下や歩行が困難になり、寝たきりになりました。次男は自分の身の回りのことが難しく、食事や入浴など精神科ヘルパーの訪問介護を受けています。そのためもあってか、Ｔさんの介護には全く関わってい

ませんでした。ところがＴさんが寝たきりになると、着替え
を手伝ったり飲み水を運んだり、「母が吐いた」と電話をく
れたり、少しずつ介護を手助けするようになりました。いつ
も次男が起きる時間は遅いのに、訪問診療の日は早めに起き
て玄関のカギを開けてくれるようになりました。そうした次
男の変化をＴさんはとても喜んでいました。

問題行動は現れなかった

　私たちやヘルパーが「うまくできたね」と褒めると、次男
は次第に意欲的になりました。点滴の針の抜き方を教えたら、
そばで見守ってくれるようになりました。おむつパッドの交
換もできるようになりました。抗精神病薬の影響で手がふる
え、食器を持てないので、食事介助はできませんでした。そ
れでも、できることを懸命にやってくれて、助かっていました。

　Ｔさんはそのまま、入院することもなく、在宅で亡くなり
ました。88歳でした。認知症は悪化していましたが、周辺
症状などの問題行動が現れなかったのは、次男がずっとそば
にいたからかもしれません。

　次男はけっこう長い期間、Ｔさんのそばで見守りを続けま
した。Ｔさんの点滴などは、遠方に住む長男が代理決定して
いました。

　Ｔさんが亡くなったあと、次男に腎不全が見つかり、透析
となりました。やがて状態が悪化したため、紹介状を書いて
病院に入院しました。次男はこの病院で亡くなりました。

事例

19

長男が介護に専念し、
自宅での看取りとなった

訪問診療開始時の年齢／性別	79／女性
訪問診療開始時の要介護度	5
訪問診療開始時の主な疾患	パーキンソン症候群、子宮頸がん
認知症	あり

デイを勧めても断られ

　Ｔさんは多発性脳梗塞によるパーキンソン症候群と子宮頸がんで他院へ通っていましたが、通院困難となり、ケアマネジャーを通して新田クリニックの訪問診療介入となりました。同居する長男が長年、自己流でＴさんをケアして、介護保険サービスは全く利用していませんでした。外にもでかけず、外部との接触をほぼ断っている状況でした。

　訪問診療の初回、訪れると、Ｔさんは座椅子によりかかって食卓につき、食事を摂っていました。すぐ脇には布団が敷かれています。どうやら、隣の和室で寝ていたＴさんを、長男が食卓のある洋室に布団ごと引きずり、座椅子によりかからせたようでした。

　ある夜、「水分がとれず脱水じゃないか」と長男から電話

があり、すぐ来てほしそうだったので、訪問して点滴を打ちました。クリニックが24時間オープンしていると誤解していたようです。

　医療スタッフの提案は、長男にはほとんど受け入れられませんでした。Tさんは嚥下も悪く、発語は「うー」という程度で、ほぼ寝たきりと思われます。デイサービスを勧めたのですが、長男は「母には、そんなのは合わない」と、取りつく島もありません。安静にしているのが一番だと思い込んでいるようでした。介護ベッド導入も却下され続け、しばらくしてTさんが肺炎を起こした際に強くお勧めして、やっと入りました。

　Tさんは夕方6時から翌日お昼ごろまで寝ています。長男は「起きないから起こしません」と言う一方、心配する必要のない皮膚の赤みなどを非常に心配していました。食事介助や排泄介助は丁寧に行っていました。

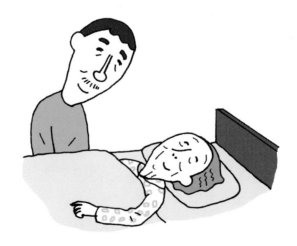

懸命に母を支えた長男

　訪問診療開始から 2 年ほど経過した頃、T さんは亡くなり
ました。介護ベッドを入れて半年ほど後です。子宮頸がんで
したが、がんの影響でむくんだり、疼痛が出たり、というこ
とはなく、老衰でした。亡くなる 5 日前に、T さんは苦しそ
うにうめき声を上げました。しかし病院には行かないと決め
ていたため、長男が取り乱すことはありませんでした。

　長男の在宅介護は定石通りではなく、ユニークと言えまし
た。長男なりに懸命に母親を支えていたのだと思います。病
院や施設で手厚い介護を受けるより、長男とずっと一緒に過
ごせた T さんは、幸せだったのではないでしょうか。

車椅子の長男と二人三脚で
暮らし続ける

訪問診療開始時の年齢／性別	83／女性
訪問診療開始時の要介護度	2
訪問診療開始時の主な疾患	高血圧、糖尿病
認知症	あり

できることを互いに生かして

　　認知症のあるIさんは、長男と同居しています。もともと
外来に通院していましたが、認知症が進み通院困難となって
訪問診療となりました。看護小規模多機能型居宅介護（看多
機）のデイサービスに週2日通い、訪問介護のヘルパーも来
ています。長男は筋ジストロフィーで車椅子を使い、最近は
上肢も弱くなってきました。

　　訪問すると、Iさんが玄関のドアを開けてくれます。家事
は長男が主導し、かといってIさんに何もさせないのではなく、
うまくフォローしています。たとえばゴミ出しは、長男が「今
日はこれを出して」と指示し、Iさんが捨てに行きます。調
理も長男ができる範囲で作業し、Iさんは隣で見ているとい
った感じです。長男とIさんがお互いのできることを生かし、

できないことを補い合い、暮らしが成り立っています。

　Iさんは、医師が自宅を訪問したときは「この人は医者だ」と理解しています。でも、デイサービスで同じ医師に会っても、わからない様子です。「先生が家に来てくれていたんですか？　覚えていなくて、すみません」と謝罪されました。

このまま在宅を維持できるか

　最近、長男にも訪問診療が入りました。IさんのADLが落ちても、長男の病気が進行しても、今のような暮らしを維持することは難しくなります。

　Iさんに周辺症状は現れていません。長男がずっと家にいるから、穏やかでいられるのかもしれません。ただ、現在89歳のIさんの身体機能は明らかに落ちてきて、最近は動きが悪くなってきました。今のところ、親子の生活はなんとか保たれていますが、母が寝たきりになったら、どうなるでしょうか。

21

介護を一手に引き受けた長男が
自宅で看取った

訪問診療開始時の年齢／性別	81／女性
訪問診療開始時の要介護度	5
訪問診療開始時の主な疾患	胆嚢炎、肝硬変、2型糖尿病、圧迫骨折
認知症	あり

口腔ケアがしっかりできていた

　長男と暮らすEさんは、胆嚢炎と肺炎のため入院し、退院後に訪問診療介入となりました。糖尿病で肝臓も悪く、認知症も重度です。いつ亡くなっても不思議はないような状態でした。

　長男は経済的に余裕があったため退職し、Eさんの介護に専念しました。男性にありがちな自己流ではなく、基本をきちんと押さえたケアを行っていました。特に口腔ケアがしっかりできていて、訪問時に研修医とEさんの口腔内を見ると、いつもぴかぴかです。誤嚥性肺炎には一度もかかりませんでした。

　母親思いの長男が一生懸命に世話して全く手を抜かないた

め、スタッフ側も緊張感をもって訪問していました。ヘルパーに任せたらどうですか、と提案しても、一切受け入れず、献身的にEさんを介護していました。人任せにできなかったのかもしれません。Eさんは日曜日以外、毎日デイサービスに通っていたので、ヘルパーが訪問する余地がないような状況ではありました。

　Eさんの体調が悪くなると、長男からすぐ電話がかかってきて、点滴を打ちに訪問することもしばしばでした。肝硬変でアンモニアがたまり、アミノレバンを週4日打ったこともあります。

シンポジウムで本音を語った

　訪問診療介入から5年ほどたち、状態が落ちてきて、ときどきショートステイを使うようになりました。泊まりが決まると、その前に長男から必ず点滴を要望されました。ショート滞在中に何かあっては困るので、補水、補液のためにもショートの前に点滴を打つのは意味があり、的確な指示でした。このころは痙攣も出るようになっていましたが、それでも長男は上手に食べさせていました。

　さらに状態が下がった頃、「水分がまったく摂れません」と長男から連絡がありました。血圧もやっと測れる程度です。穏やかに最期を迎えられればと話した翌日に、Eさんは亡くなりました。この日の朝も訪問して点滴を打ちました。

　後日、看取りのシンポジウムを開催した際に、長男に講演

していただきました。講演では、口腔ケアをしっかり行った思い出なども話されましたが、私たちスタッフが全く気づかなかった彼の本音が明かされたのです。「デイサービスから帰ってくると、夕ご飯を食べさせなくてはいけないので、だんだん憂鬱になり、アルコールに頼るようになった」「在宅は大変です」と打ち明けました。

母親の介護中は、私たちにそんな様子はおくびにも出さなかったので、スタッフ一同驚きました。熱心な長男に、こちらも応えようと努めてきました。そんな長男の本音を聞けて、どこかホッとしたのでした。

長男に手厚く介護されたＥさんは、いつ亡くなっても不思議ではないような状態から長く持ちこたえました。最期は自宅で看取られて、幸せだったのではないでしょうか。

22

同居する長男が徐々に変化し
積極的に介護

訪問診療開始時の年齢／性別	91／女性
訪問診療開始時の要介護度	5
訪問診療開始時の主な疾患	重度の拘縮
認知症	あり

訪問を続けるうちに長男が変化

　Tさんは認知症があり、拘縮も強く寝たきりです。長男と長女と同居しています。

　Tさんに発語はなく、コミュニケーションは難しい状態です。他院に通院し薬も飲んでいたようですが、長男から直接、訪問診療の問い合わせがあり、介入となりました。主たる介護者は長男です。長女には統合失調症があり、見守り程度が精一杯で、ケア自体は期待できない状況です。

　最初に訪問したときは、掃除が行き届いておらず室内環境が悪く、衛生的に問題がありました。食事の内容もよくなく、栄養状態が心配されました。大きな褥瘡ができたこともあり、訪問看護を増やして改善しました。このころは、長男にアドバイスしてもあまり受け入れてもらえませんでした。

　それでも何回か訪問を続けるうちに、長男も慣れてきたのか、訪問看護師などスタッフの意見を聞き入れるようになったのです。そして、Ｔさんの介護に積極的になりました。

小多機を利用して良い方向に

　Ｔさんが小規模多機能型居宅介護（小多機）を利用するよう、長男に勧めたところ、同意を得られ、Ｔさんは日中、小多機に通うようになりました。スタッフの介助では食が進まないので、長男が昼食時に小多機に出向き、介助しています。小多機はＴさんにも長男にも良い方向に影響したようです。長男は認知症カフェにも参加するなど、変わっていきました。

　亡くなる少し前、Ｔさんは大腸憩室症になり、高熱が出て血便も見られました。約１カ月間、在宅で絶食と点滴（補液と抗生物質）のみで乗り切りました。認知症が重く入院は難しいと思われ、長男と相談して入院させませんでした。持ち直した後、栄養をつけさせようと、長男は卵料理を作って食べさせたりしました。

　その後、肺炎になって酸素飽和度が低下し、在宅酸素を導入した時期もあります。ほどなく、94歳で在宅で亡くなりました。

事例

23

重度の認知症で拒否が強いが
状態を維持している

訪問診療開始時の年齢／性別	87／女性
訪問診療開始時の要介護度	5
訪問診療開始時の主な疾患	拘縮
認知症	あり

長女に母の食事記録を依頼

　長男、長女と暮らすＴさんは重度の認知症があり、長男が新田クリニックの外来に連れてきていました。実は夫も同居していたようですが、夫は私たちとは１回も会うことがないまま亡くなったと、後にケアマネジャーから聞きました。

　Ｔさんは拘縮があり、車椅子に座っているのがやっとの状態で、長男が付き添うのも難しくなり、訪問診療介入となりました。同時に介護保険を申請し、サービスを導入しました。家では、ほとんど寝ていることが多いようです。

　長女は統合失調症を患っていて、カーテンを閉め切った部屋でじっと座っているだけでした。あるとき訪問した院長が「お母さんが何を食べたか書いてみて」と食事の記録を頼んだところ、「はい」と答え、次の訪問時に、事細かくびっし

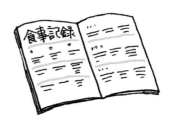

り書いたノートを見せてくれました。そのノートをスタッフ
が見て「これは助かるわ」と褒めたら、喜んで欠かさず書い
てくれるようになりました。

　このことがきっかけで長女はスタッフに心を開き、訪問に
行くと玄関を開けてくれるようになりました。長女にとって、
とても良かったと思います。長女は介護はできませんが、母
親の食事記録が生きがいになったようです。

　この記録のおかげでTさんの水分摂取量がわかり、1日
500ミリリットル程度は摂れていました。それでも少ないの
で、脱水予防のためにも点滴を打ちたいのですが、Tさんが
暴れてしまうので点滴は難しい状態です。

医療への拒否が強く点滴できない

　食事のサポートは訪問介護のヘルパーが行っています。食
事といっても菓子を少量食べる程度で、それなりにエネルギ
ー量はあるとはいえ、栄養バランスは偏ります。ヘルパーが
上手に食べさせますが、怒鳴られることもあって、きちんと
した食事は難しいようです。長女に「お母さんは卵を食べる

といい」と言ったら、毎日1個、食べさせるようになりました。

　入浴はデイサービスを利用します。デイのスタッフは、Tさんが怒鳴ったり暴れたりするので、余計な手出しを控えています。

　Tさんは医療的処置の拒否が強く、肺炎にかかったときも点滴を嫌がって手が出てしまい、抗生物質を静脈注射することしかできませんでした。帯状疱疹を発症して軟膏を塗布する際にも拒否がありました。採血も難しく、このような状態が数年続いています。興奮を抑える薬や便秘を改善する薬は、飲んでいます。

　こういう状態で、何年も維持しています。食事や水分の摂取量が少ないから、逆にむくみが起こらないという面もあるのかもしれません。

近居の息子2人が交替で
老親をケア

訪問診療開始時の年齢／性別	63／男性
訪問診療開始時の要介護度	3
訪問診療開始時の主な疾患	脳梗塞による片麻痺、糖尿病
認知症	なし

デイサービスで生活を維持

　訪問診療歴が20年になるAさんは、妻と2人暮らし。息子が2人、近所に住んでいます。Aさんは糖尿病があり、脳梗塞の後遺症で片麻痺があります。車椅子で自走できていましたが、徐々に難しくなりました。妻は統合失調症です。精神科には通院しなくなり、院長が診ています。一時期は妻も訪問診療を受けていましたが、薬を調整して今では落ち着いています。

　20年前の訪問診療開始時、Aさんは自分で身の回りがある程度はできていました。妻も、病気を抱えながら家事も少しできていました。かなり以前、訪問看護を利用していたこともあります。妻が「変な人がきて、お父さんの体をいじっている」と発言したので、止めています。

　今は状態が落ち、Ａさんは発語がなくなりました。Ａさん夫婦は、月曜日から土曜日は揃ってデイサービスを利用します。Ａさんは車椅子なので、どうしても褥瘡ができやすく、デイサービスで処置してもらいます。自分では薬を管理できないので、平日はデイに薬を持参して飲んでいます。デイサービスで入浴もして、家に帰れば、近くに住む息子が買ってきた夕食を食べて寝ます。訪問介護は使わず、デイサービスで多くのことを済ませます。デイのスタッフも懸命にケアしています。

息子たちがフォロー

　Ａさんへの月２回の訪問診療は、デイサービスから帰宅後の17時過ぎです。両親が寝た後、息子は帰宅します。

　２人の息子は交替で朝と夕方に訪れます。息子たちにも精神疾患がありますが、薬を飲んでコントロールしています。Ａさんを尊敬し、Ａさんが立ち上げた会社を長男が継いでいます。

　Ａさんには発語がなく痛みの訴えなどができないため、何が起きているのか正確には分からない部分がありますが、その分、息子たちがきめ細かくフォローしています。息子たちから電話で来てほしいと言われれば、私たちもすぐ訪問します。

25

大腸がんの術後、長女に見守られ 自宅で亡くなった

訪問診療開始時の年齢／性別	86／女性
訪問診療開始時の要介護度	3
訪問診療開始時の主な疾患	大腸がん手術後遺症
認知症	なし

イレウスを発症して訪問診療に

　長女とその娘と３世代同居しているＳさんは、大腸がんの術後、予後半年から１年と宣告されました。長女に経済的な負担をかけたくないとの考えもあって入院はせず、人工肛門の設置も拒否されたので、ステントを挿入し、退院となりました。退院後は新田クリニックの外来に何度か通院し、点滴を打つなどしていました。

　術後、半年ほどはそれほど大きな問題もなく、比較的穏やかに過ごしていました。その後、大腸がんの術後に現れやすいイレウスとなり、通過障害が起こります。この段階で訪問診療となりました。人工肛門があればよかったのですが、新たに造るのは難しい時期となっていました。

　通過障害のために腹痛があって苦しいと、電話がかかって

きて何度か往診もしました。通過しないので、便のようなものを吐いてしまいます。吐くまでは腹痛があり、Sさんは苦しみますが、スタッフも点滴を打つしか手立てがなく、大変でした。吐けば腹痛も治まり、空腹を感じるようになれば食べます。しかし詰まって腹痛が起こり、また吐いてしまいます。「吐く→食べる→詰まって痛い→吐く」のくり返しでした。Sさんには食べたい意欲があったので、食べないで点滴などで栄養補給することはありませんでした。Sさんは辛抱強く、疼痛薬も最小限でした。

長女と孫をいつも案じていた

長女は夫と死別していて、Sさんは長女と孫の将来をいつも案じていました。病院に行きたがらず、人工肛門などの医療的な処置にも積極的でなかったのは、長女と孫の経済的な心配をしていたためです。だから、Sさんは長女に「私のために仕事を休むな」と言い続けました。Sさんに点滴を打つときも、長女が仕事の休憩時間に帰宅するタイミングに合わせて往診していました。

大腸がんの手術からおよそ8カ月後、Sさんは長女に見守られて亡くなりました。

末期のCOPDで
肺炎を繰り返す

訪問診療開始時の年齢／性別	72／男性
訪問診療開始時の要介護度	3
訪問診療開始時の主な疾患	COPD、肺気腫
認知症	なし

在宅酸素療法で苦しさが改善

　　妻と2人暮らしのWさんはCOPDで肺気腫があります。呼吸困難になって総合病院に救急搬送されたものの、末期で処置できず、帰宅しました。以降、新田クリニックで訪問診療介入となり、4年ほど訪問診療を続けています。

　　呼吸苦に対してはWさん自身で服薬を調整していましたが、初回訪問時に点滴をしたら状態が改善しました。現在は在宅酸素療法を行い、息苦しさは改善しています。ときどき、上気道炎や気管支炎といった呼吸器系のトラブルを起こしますが、明らかな肺炎を合併することはありません。その状態を何年も維持しています。

　　Wさんに発熱がみられた際は、在宅で採血し、必要に応じて抗生物質を早めに使うなど、肺炎予防に努めています。

新型コロナウイルスには最大限の警戒を払っています。

　訪問看護も入っています。Wさんは認知症がなくしっかりしているので「今日はちょっといつもより息苦しい」など自分で連絡してこられ、訪看と連携して早期の治療ができています。妻はフルタイムの仕事をしており、不在のことも多いため、逆にこちらに任せてもらっています。

　訪問診療が入る以前、動いて呼吸苦が起こるとWさんはパニック状態となり、救急車を呼ぶこともしばしばでした。自分の病気に気づいておらず、酸素が不足しているからそうなるとわかっていなかったのです。訪問診療が始まり、病気について理解してもらい、酸素も入れて実際に苦しさも治まったら、落ち着きました。

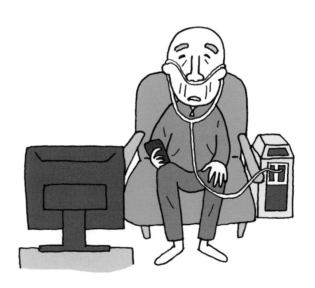

苦しくなる病気はACPが難しい

　Wさんは現在も70代と比較的若いですが、落ち着いているとはいってもトイレに行くのもやっとの状態です。今後について説明し、ACPを行いたいと思うものの、心臓や肺の病気は苦しくなるので、ほかの病気と比べて難しい側面があります。苦しくなっても病院に行かないか、あるいは病院に行って人工呼吸器をつけるか…。Wさんは人工呼吸器をつけるしかないと言ったり、やっぱりいやだと言ったり、揺れ動いています。

　呼吸困難の苦しさを治すには人工呼吸器しかありません。人工呼吸器をつけないなら、点滴などでだましだまし処置し、最後は苦しいまま亡くなります。酸素を吸っても苦しく、つらい病気です。妻は、いざというとき、自分は看られないと言っています。

　スタッフはいつでもその話をできるように、信頼関係を築いています。これからも一緒に考えていくつもりです。要望にはできる限り応え、精神的なケアも行います。

事例
27

外に出ず認知症が進行し
尿路感染を繰り返す

訪問診療開始時の年齢／性別	89／女性
訪問診療開始時の要介護度	4
訪問診療開始時の主な疾患	不整脈
認知症	あり

一日中パジャマのまま

　Kさんは夫と息子と3人で暮らしています。不整脈や認知症で他の病院へ通っていましたが通院が難しくなり、息子から訪問診療を依頼されました。

　最初の訪問は2014年1月です。当時、認知症はありましたが、自身でトイレに行くことができていました。状態が落ち着いていたので、訪問は月1回となりました。

　Kさんは寝たり起きたりの状態で、一日中パジャマのまま、家にこもっています。話好きで社交的なのでデイサービスを勧めましたが、息子に拒否されました。院長が「パジャマを着替えて服を着るだけでも違う」と話すと、次に行ったとき、息子は「着替えが大変で大変で」と大変な剣幕で訴え、もうできないと言います。息子は、母親にこのままでいてほしい

印象すらありました。夫はいつも2階にいて、スタッフと会うことは滅多にありません。当初、息子と2人暮らしと思っていたほどです。

　その状態でずっと過ごすうちに認知症は次第に進み、不穏はないものの歩行が難しくなっていきました。外に出ていれば、そうならなかったかもしれません。18年ごろ、発熱したと連絡があり訪問すると、尿路感染でした。抗生物質と点滴治療で改善しましたが、治ったと思った途端に再発します。尿閉となって導尿を試みると、1000ミリリットル以上も溜まっていたこともあります。

　その後も尿道カテーテルによる排尿管理を行いながら、点滴治療を続けました。抗生物質が効きましたが、その間、脱水症状などがありカテーテルを抜けないまま、約1カ月が経過しました。再度高熱が出たため、抗生物質の点滴治療を行い、改善しました。

　しばらくすると今度は排泄障害が起こり、点滴治療を再開しました。KさんのADLは下がり、寝たきりに近い状態となりました。会話の内容が変わり、自身でトイレに行くことができなくなって、ベッド上排泄になりました。

痰の吸引中に…

　1年ほど経過したある日、訪問中に、Kさんの痰がからむから吸引をしたいと息子が言いました。注意してみると、痰のからみはそれほどではないようです。吸引は本人にとって

は苦しいし、必要ないと説明しましたが、息子はそれでも吸引したいと言います。その日はたまたま訪問看護が入っていたので、訪問看護師に指導してもらいました。

　その３日後、息子が吸引していたら呼吸が止まり、Ｋさんは亡くなりました。息子はこのことをとても悔やんで、吸引したのがよくなかったのか、と涙ながらに聞きます。そんなことはない、吸引しなくてもあと２、３日でお看取りという状態でした、と答えました。ほとんど食べなくなって全身の状態が落ち、老衰でした。

　外に出さず、着替えもさせないなど、気になることはいろいろありましたが、息子なりに母を一生懸命看ていたのだと、初めてわかった気がしました。

28

脳梗塞の後遺症で右麻痺
夫が献身的に介護

訪問診療開始時の年齢／性別	68／女性
訪問診療開始時の要介護度	5
訪問診療開始時の主な疾患	脳梗塞による右麻痺と失語症
認知症	なし

胆管炎を繰り返し在宅で治療

　Aさんは夫、長女と3人暮らしです。10年ほど前、脳の下垂体腫瘍の手術を受けるため検査したら、脳動脈瘤が見つかりました。脳動脈瘤の破裂を予防するコイル塞栓術を受けている際に、脳梗塞を併発します。左側が広範囲に梗塞し、体の右側が麻痺しました。麻痺の程度は重く、失語症で言葉も出なくなり、デイケアでリハビリを受けていました。

　6年前に胆嚢炎で救急搬送され入院し、退院後、新田クリニックに訪問診療を依頼されました。退院後も胆嚢に生じた石（胆石）が胆管に詰まり、胆管炎を繰り返して高熱が出ますが、もう手術はできません。在宅で抗生物質などを点滴して治療しています。失語症もあってコミュニケーションは難しいのですが、夫がニーズを察知し、きめ細かく対応してい

ます。

　Ａさんが胆嚢炎で入院した際、中心静脈栄養が導入されました。その後ポートを抜き、経管栄養に切り替えました。するとお腹に流動食が入るようになって腸管が動き始め、状態が好転したのです。訪問口腔ケアも定期的に導入しています。退院直後は、どんなにケアをしても唾液さえ飲みこめないときがありましたが、改善しました。現在は、口から食べられるようになっています。栄養不足による体力低下は避けなければなりませんが、栄養状態が良すぎても胆嚢に石が溜まる原因になるため、摂取のバランスに目配りしています。

　長女は仕事が忙しく、Ａさんを気にかけながらも介護はノータッチに近い状況です。夫は妻を思うあまり、対応が気に入らないヘルパーを次々にクビにしていました。介護にもこだわりが強く、おむつの替え方、目薬のさし方など事細かく指示します。Ａさんに動脈瘤の治療を勧めたのは夫で、自分のせいで妻がこうなってしまった、と悔やんでいることもあって、どうしても力が入るのでしょう。妻にはとても献身的で、最近は妻の車椅子を室内で押したりしています。

抗生物質によるアナフィラキシー

　ある日、Ａさんの訪問診療を終えて次の訪問先に向かっている頃、夫からクリニックに連絡がありました。

　「先ほど点滴を打ってもらいましたが、妻の様子がおかしい。顔が真っ赤です」。たまたま電話に出た看護師長は、「もしか

したらショックでは？」と、とっさにひらめいたそうです。
ただごとではないと察知した看護師長の判断で一時的に外来
を休止し、医師が治療薬を持ってＡさん宅に駆け付けました。
やはり、いつも使っている抗生物質によるアナフィラキシー
ショックでした。Ａさん宅がクリニックから車で２分と近か
ったのも幸いして、いち早く対応でき、Ａさんは一命を取り
とめました。救急車を呼んでいたら間に合わなかったかもし
れません。アナフィラキシーはごくまれに起こる、在宅で抗
生物質を使って治療するリスクの１つです。

29

周囲が要所要所で見守り、
マイペースな暮らしを維持

訪問診療開始時の年齢／性別	78歳／女性
訪問診療開始時の要介護度	2
訪問診療開始時の主な疾患	リウマチ
認知症	あり

自宅とグループホームで生活

　Sさんは総合病院から紹介され、外来に通っています。リウマチを患い、服薬しています。認知症もあって自分で服薬管理ができないため、新田クリニック内の「在宅療養なんでも相談窓口」で薬を預かり、Sさんが来たときに飲んでもらっています。

　身寄りのないSさんは自宅で独居していますが、夜、1人で寝ることができなくなり、近所のグループホームも利用しています。金銭的に余裕があるので、夕食もグループホームでとり、空いている部屋で寝て、翌朝早くに帰宅するのが日課です。

　ADLは自立ですが、レビー小体型認知症様の症状が現れ、集中力が持続しない傾向があります。相談窓口でも、対面で

会話をしている分には問題ないのですが、担当者がほかの来客や電話対応で少しでもその場を離れると、いなくなってしまいます。

　利用しているデイサービスでも、1、2時間ほどたつと、突然、フロアから飛び出してしまいました。引き留めて理由を尋ねると「ゴミを出さなきゃいけないから」と言います。自分でゴミを出している様子はないのですが、どうしても気になったのでしょうか。リウマチとは思えないほど身軽で、歩く速度も速く、小走りのようです。いったん離れてしまうと追いつくのは難しく、かといってつきっきりというわけにもいかないので、要所要所で見守っています。

　Sさんは市役所内の地域包括支援センターもよく訪れます。1時間ぐらい話をして、突然立ち去ります。その後、在宅療養なんでも相談窓口に来ることもあります。いつの間にか姿

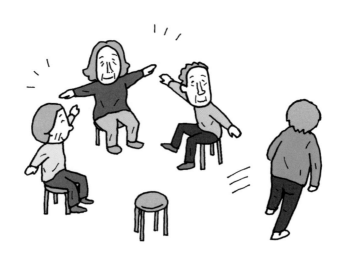

が見えなくなることも多く、夕方になると、またふらっと顔を出し、「私が泊まるところは、どこかしら？」などと尋ねます。方角を示すと理解できるようで、寝泊まりしているグループホームに向かいます。

周囲の協力で地域生活を維持

外来受診のときは、待合室で静かに待っています。医師の問いかけには「変わりないです」と穏やかに答え、笑顔です。ある時は医師が少し席を外した隙にいなくなってしまい、怒りながら戻ってきました。

行動が予測できず施設入所を検討してもいいような状態ではありますが、周囲の協力により見守ることができています。スタッフの顔は覚えているようで、クリニックの外で私服の看護師に出会い、「薬は？」と尋ねたこともあります。周囲の人はＳさんのマイペースな行動を苦笑しながらも受け入れ、今では接し方にも慣れて、地域生活をサポートしています。

骨折して入院し転院
意識状態が悪化した理由は

訪問診療開始時の年齢／性別	82歳／女性
訪問診療開始時の要介護度	1（初回訪問後に認定）
訪問診療開始時の主な疾患	高血圧
認知症	あり

突然「経管栄養しかない」と宣告される

Tさんは夫と2人暮らしで、レビー小体型認知症があります。国立市在宅相談窓口から依頼されて往診し、すぐ介護保険を申請して要介護1と認定されました。その後も継続的に訪問診療を続けています。

次第にBPSDが重くなり、2019年12月、別居している娘夫婦が新田クリニックに相談に訪れます。「母（Tさん）はデイサービスやヘルパーも拒否し、家で母を介護している高齢の父（Tさんの夫）も高齢で負担感がどんどん増大し、耐えられなくなってきている。施設入所させたい」とのことでした。

Tさんは2020年1月に老人ホーム入所となりました（この時点で訪問診療は中断）。6月に転倒して右大腿骨頸部骨折、

老人ホーム関連病院に入院し、整形外科で手術を受けます。
６月終わりごろ胆嚢炎を発症します。この病院では胆嚢炎は
治療できないということで転院し、急性胆嚢炎と診断されま
すが、認知症のため手術できず、入院を続けてドレナージと
抗生物質による内科的治療を受けます。７月に入り、総胆管
閉塞となりステントを留置しました。

　この間、Ｔさんの ADL は落ち続け、嚥下機能も著しく低
下し、口から食べることができなくなりました。

　７月なかば、Ｔさんの夫、娘、孫が新田クリニックに相談
に訪れました。病院から「嚥下機能が悪いので経管栄養しか
ない」と言われたといいます。意識状態も悪くなっていて、
看取り段階のような話もあったそうです。新型コロナウイル
ス感染防止のためにそれまで一度も面会できず、突然そんな
話をされ、家族は大変な衝撃を受けました。そして「ついこ
の間まで元気だったのに、信じられない。面会できないなら
自宅退院させたい」と相談されました。

傾眠状態で発語もなかったが…

　Ｔさんはもともと夫と２人暮らしで、その夫が面倒を見ら
れないからと老人ホームに入りました。そのときより ADL
が落ちた現在の状態で家に帰っても、夫が介護するのは難し
いと思われます。家で看取ることも難しいでしょう。それで、
看護小規模多機能型居宅介護（看多機）を勧めました。

　２日後、Ｔさんは看多機に入所します。意識は傾眠状態で、

発語もありません。血液検査したところ炎症所見を高度に認め、絶食とし、補液、抗生物質の点滴を行いました。口腔ケアもされていなかったようで、口の中がかなり汚れていました。これでは口から食べられるわけがなく、口腔ケアを行いました。

さらに、Tさんに向精神薬が処方され、それをずっと飲み続けていたこともわかりました。最初の病院か2番目の病院かは不明ですが、Tさんが認知症で不穏もあったため処方され、ずっと継続していたようです。これが意識状態が悪かった原因と思われ、そもそも向精神薬は必要ないので、すぐ中止しました。

Tさんは数日のうちにみるみる回復し、「おはようございます」と発語し、車椅子に座ることができるようになり、孫が持ってきたプリンをおいしそうに食べたのです。さらに、ペースト食を問題なく食べられ、コーヒーも飲めました。デイサービスのレクに参加するようになり、食事の摂取カロリーも徐々に増やしていきました。

7月終わりごろの血液検査では炎症も改善、点滴治療も終わりました。落ち着いた状態を取り戻し、今も看多機で暮らしています。

第3章

2025年から
2040年に向かって
——医療モデルから
生活モデルへの転換

わが国はこれから、高齢化が進展し人口減少局面となる。
疾病構造や患者の状態像も変わって、医療やケアの形はどう
あるべきか。求められるのは、生活モデルへの転換である。

医療モデルと生活モデル

■「病院医療」と「在宅医療」

　0〜14歳を年少人口、15〜64歳を生産年齢人口、65歳以上を高齢者人口としたとき、総人口に占める高齢者人口の割合を高齢化率と言いますが、高齢化率が7％を超えると「高齢化社会」、14％を超えると「高齢社会」、21％を超えると「超高齢社会」と呼ばれます。日本が「高齢化社会」に入ったのは1970年、1994年には「高齢社会」になり、2007年には、世界に先駆けて「超高齢社会」に突入しました。その後も高齢化率は高くなっています。

　日本におけるこの急速な高齢化は、医療や福祉の分野に大きな変革をもたらしました。疾病構造が変化し、高齢者の医療と若年者の医療は全く別ものであることがわかってきました。要介護者の数も急増しました。従来の医療システム、老人保険制度では対応できない様々な問題が生じ、高齢者医療の枠組みを一から組み立てなおす必要が生じました。家族構成も変化しました。核家族化が進み、「老老介護」も珍しい

ことではなくなりました。高齢になり病や障害を抱えた場合、どこで療養しどこで介護を受けるかという選択は、今や人生設計のうえで最重要課題の1つです。

　「在宅医療」は、「病院医療」、「外来医療」に次ぐ「第三の医療」と言われます。3つの医療の最も大きな違いは、医療が提供される場所です。病院医療は病室で、外来医療は外来診察室で、在宅医療は家で行われます。「在宅医療」は「外来医療」の延長と考えられがちですが、決してそれだけではありません。通院が困難になった高齢者のところに医師が出向き診療を継続することは、在宅医療の重要な使命ですが、医師の往診は在宅医療のごく一部に過ぎません。**家で医療を提供するということは、その人の暮らし・生活をみるということ**です。看護師、薬剤師、歯科医師、理学・作業療法士、言語聴覚士、管理栄養士、介護福祉士等、必要な医療・介護専門職が役割を分担し、安心して家で過ごせるよう生活を支えるのが在宅医療です。地域全体を病院・病棟に例えて、病院での医療が地域に拡がったものを在宅医療とする考え方もありますが、「病院医療」と「在宅医療」では、目指すものが異なります。

在宅医療は「治し、支える」

　病院医療と在宅医療の違いについて考えてみます。病院医療は、病気の治療・治癒を究極的な目標としています。病に侵されている臓器を正常に戻すことが治療・治癒ですから、

　必然的に病院医療は、「臓器疾患」への介入に焦点を当てます。対象臓器が心臓ならば循環器科、消化管・肝臓・膵臓ならば消化器科、肺ならば呼吸器科、脳ならば脳神経外科と、病院における医療は臓器別に細分化されます。臓器疾患を治療することにより心身の健康を回復し、生活復帰、社会復帰してもらうことが病院医療の目指すところです。基礎研究に基づく新しい医薬品の創出、革新的な医療技術の開発、そしてそれらを利用して、疾患克服のために進化し続ける病院医療により、日本は間違いなく世界トップクラスの「長寿社会」を創り上げました。

　一方、高齢化に伴い生活習慣病、関節疾患、認知症などのために介護を必要とする高齢者が増加したことで、**ただ単に長生きをするだけでなく、障害によって日常生活が制限されることなく暮らせる期間（健康寿命）をいかに長くするかが、社会全体の大きな課題**となっています。平均寿命が延びても、健康寿命の延伸を伴わなければ、医療費・介護給付費の増大を招くのみならず、結果的に個人の生活の質（Quality of Life；QOL）を犠牲にして暮らす期間が長くなるだけです。健康増進、疾病・介護予防等によって、平均寿命と健康寿命の差を短縮すること、「健康長寿社会」の実現が急務となっています。

　疾患の治療に重点を置く病院医療に対し、在宅医療はQOLの向上を究極的な目標としています。病気・障害を持った高齢者が、一人の生活者として、住み慣れた地域で自然

に暮らしていくことを支える、手助けするのが在宅医療です。病院医療は「治す医療」、在宅医療は「治し、支える医療」と言い換えることも出来ます。病気や加齢によって身体機能が衰えた高齢者がその人らしく地域で生活するために、医療は何が出来るか？ どこまでやればよいか？ 病気の治療がその人のその後の生活にどのような影響を与えるのか？ 治療はQOL の向上に繋がるのか？ そんなことを常に検討しながら実践するのが在宅医療です。

高齢者では、加齢により全身諸臓器の機能が低下するため、疾患が多臓器に及ぶことが一般的です。臓器をターゲットとした病院医療では対応し切れなくなります。また、高齢者は若年者に較べて体の予備力が低下しているため、若年者であればすぐに回復するような病気であっても、それに罹患したことが引き金となり、日常生活動作（Activities of Daily Living；ADL）・QOL が一気に低下することが往々にしてあります。

病気は治ったのに体が回復しないということがよく起こるのです。「いつまでも自分らしく地域で暮らし続けたい」と願う高齢者には、身体機能の衰えやそれぞれの生活に合わせた医療が必要になります。

そんな高齢者のニーズに応えるのが「在宅医療」の使命です。国民にとって必要な医療は、「高度急性期医療」と「地域に密着した医療」ですが、人口・若年層の減少により前者のニーズが低下していくのに対し、後者のニーズは、超高齢社会の

進行に伴いますます高まっていきます。

■「かかりつけ医」による在宅医療

　地域に密着した医療の担い手は、地域の「かかりつけ医」です。日本医師会は「かかりつけ医」を次のように定義しています。すなわち、「なんでも相談できる上、最新の医療情報を熟知して、必要な時には専門医、専門医療機関を紹介でき、身近で頼りになる地域医療、保健、福祉を担う総合的な能力を有する医師」です。地域での活躍が今後ますます期待される「かかりつけ医」ですが、最近は医師の専門医志向が強まり、自分が専門とする医療のみを提供する開業医が増加しているため、全体的に「かかりつけ医機能」が低下していると懸念する声も上がっています。日本医師会が掲げた、「自らの守備範囲を医師側の都合で規定せず、患者のもちかける保健、医療、福祉の諸問題に関し、幅広く相談できる医師としての全人的視点から対応する」という、かかりつけ医の医療的機能が十分果たされていないと考えられます。

　多くの高齢者は複数の病気を抱えています。自己の能力を超える医療的問題については、専門医・専門医療機関への相談・紹介が必要になることは言うまでもありませんが、かかりつけ医は、プライマリケアとして幅広い疾患に対応しなければなりません。実は、病気のうちかなりの部分は、かかりつけ医（地域）で解決できると言われています。体の一部、1つの病気だけを診るのではなく、患者全体、すべての疾患

に対し、総合的な診療能力を有することが、かかりつけ医に
は必要です。

　また、患者の体だけではなく、精神的・社会的問題にも対
応することが求められます。さらに言えば、患者だけではな
く、患者の家族の人生と向き合う覚悟も必要です。**医療対応
だけでなく、患者・家族の生活そのものを支えることこそ、
かかりつけ医に求められる役割**であり、「かかりつけ医体制」
の充実なくして、これからの在宅医療の発展は期待できませ
ん。

住み慣れた自宅で最期まで過ごす

　病や障害を抱えた高齢者の中には、出来れば最期まで住み
慣れた地域・家で暮らしたい、より質の高い自分らしい療養
生活を送りたいと希望する方が大勢います。「日常生活を送
る上で介護が必要になった場合、どこで介護を受けたいか」
というアンケートでは、男女とも「自宅で介護してほしい」
という答えが最多です（男性73.9％、女性73.1％）[*1]。病院
に通うのは難しいので自宅で療養したい、出来れば自宅で継
続医療を受けたいという人の望みを叶えてあげることが在宅
医療の大きな役割です。

　通院困難となる要因は様々です。病気だけではなく、加齢
による衰弱で身の回りのことが出来なくなり介護が必要とな
るケースも増加しています。原因疾患としては、脳血管障害
（脳出血・脳梗塞）、骨折、心不全・呼吸不全、神経難病など

が常に上位を占めていますが、2019年厚生労働省の調査では、要介護1〜5に認定された要因として、認知症が24.3%で最多となりました（以下、脳血管障害19.2%、骨折12.0%）*2。また、自宅で介護を受けている高齢者のうち、介護者も65歳以上である割合は、全体の59.7%まで上昇しています。介護者と被介護者がいずれも65歳以上の高齢者となっている「老老介護」、介護する側と介護を受ける側の双方が認知症を発症している「認認介護」が増えています。介護負担の増大に伴い、「住み慣れた家で、自分らしく暮らしたい」という希望は不安に変わります。

　医療や介護が必要な状態となっても、出来る限り住み慣れた地域で安心して暮らし続けるためには、それぞれのニーズに見合ったサービスが、効率的に、かつ切れ目なく提供されなければなりません。**高齢者の医療ニーズとは、一言でいえば「病気と共存しながら、QOLの維持・向上を図ること」**です。

　社会構造の変化に伴い、「老年症候群」を有する高齢者が今後もますます増加すると考えられています。「老年症候群」とは、「加齢に伴い高齢者に多く見られる、医師の診察や介護・看護を必要とする症状」です。老化には、「生理的老化」と「病的老化」があります。「生理的老化」は病気によるものではなく、加齢により誰にでも起こり得る変化で、難聴・動作時の息切れ・夜間の頻尿・軽い物忘れなどがこれに当たります。一方、「病的老化」は病気や怪我による症状ですが、

疾患そのものによる障害に加えて、その合併症として現れる
もの、高齢者特有の多臓器疾患、社会的条件に影響されて出
現するものがあります。一般に老年症候群では生理的老化と
病的老化が混在しています。高齢者医療では、病気を治療す
ることにより必ずしも症状が改善しないことを理解すること
が重要です。また高齢者では、若年者と異なり、病気の治療
そのものが難しいこともあります。

高齢者医療の課題

　疾病構造的に、「老年症候群」を3つに分類すると、高齢
者医療の課題が見えてきます[*3]。1つめは、「急性疾患症状」
です。これは主に急性疾患に付随する症候で、それ自体は若
年者にも同じように起こり得るものですが、高齢者の場合は
対応に工夫が必要です。加齢による生理機能の低下・体組織
の変化などにより、高齢者では、**急性疾患症状の出方が若年
者に比べて非定型的**です。例えば急性心筋梗塞では、加齢に
伴い疼痛閾値が上昇していることもあり、胸痛を伴わないこ
とがあります。悪心・嘔吐などの非典型的症状で発症するこ
とも多いので注意が必要です。

　2つめは「慢性疾患症状」です。これは慢性疾患に付随す
る症候です。65歳以上の前期高齢者から徐々に増加します。
高齢者の多くは複数の慢性疾患に罹患しています。また、身
体的・精神的・社会的多様性から、慢性疾患に付随する症候
も個人差が大きくなります。一人一人に合った対応が必須で

す。また、多疾患に対し、複数の薬を服用することによって発生する「ポリファーマシー」にも注意が必要です。「ポリファーマシー」とは、多くの薬を服用することにより副作用などの有害現象を起こすことで、高齢者はこのリスクが高い傾向にあります。

そして3つめは、**75歳以上の後期高齢者において急増する「廃用症候群」**です。これは、医療よりも介護が重要となる廃用に関連した症候群であり、ADLの低下と密接な関連があります。骨粗鬆症や骨折によるADL低下・摂食障害・尿失禁・褥瘡などがあります。また高齢者には、せん妄・抑うつなどの精神症状が発症しやすい身体状況・環境因子が付きものです。

さらに大きな課題として認知症があります。**認知症の増加は、今や最大の社会的問題**と言っても過言ではありません。介護を必要とする認知症高齢者の半数以上は、家で暮らしています。家で暮らす認知症高齢者を診るということは、生活を診るということです。そして、本人だけでなく、家族の生活も診るということです。生活情報に基づき、家族背景を考慮した上で、認知症の行動・心理症状（Behavioral and Psychological Symptoms of Dementia；BPSD）や身体合併症に対応することが在宅医療には求められます。それは医療的アプローチだけで遂行出来るものではなく、**介護との連携が不可欠**です。住宅環境・家族関係・経済状態・生活習慣・社会関係を十分把握し、介護も視野に入れた医療を実践する

ことが求められます。

在宅看取りの理想と現実

　人生の最後の時期を家で過ごすことにより患者の QOL が
向上することや家で家族を看取ることが、残された家族によ
り高い満足度をもたらすということが、これまでの研究で明
らかにされています。**「看取り」は在宅医療の大きな柱**です。
高齢者に「治る見込みがない病気になった場合、どこで最期
を迎えたいか」というアンケートをしたところ、「自宅」が
54.6% で最も多く、「病院などの医療施設」は27.7% に過ぎ
ませんでした[*4]。「住み慣れた自宅で最期を迎えたい」とい
う希望が実現するようお手伝いするのも、在宅医療の重要な
役割です。

　一方で、「最期まで自宅で療養することは実現可能である
か」という問いに対し、「実現可能である」と答えた人は、わ
ずか6% でした。66.2% が、「実現困難である」と回答して
います[*5]。「理想は在宅看取りだが、非現実的」というのが
実情です。在宅看取りが困難な理由としては、「介護してく
れる家族に負担がかかる」が圧倒的に多く、次いで、「急変
したときの対応が不安である」です。逆に言えば、介護する
家族の負担を軽減し、急変時にも在宅で対応することが出来
れば、在宅看取りに関する理想と現実のギャップを埋めるこ
とが可能となります。とは言え、在宅看取りに伴う家族の介
護負担は決して軽くありません。移動介助・食事介助・排泄

介助に加え、疾患によっては昼夜を問わず喀痰の吸引が必要になることもあります。

　訪問診療を受けながら在宅療養生活を送り、そのまま自宅で亡くなった事例と、在宅療養の後、最終的に再入院して病院で亡くなった事例を比較検討した研究では、主介護者以外の代替介護者（ヘルパー、別居家族）が居ること、訪問看護を利用していること、精神的支援者が居ることが、「在宅看取り」に必要であるとされています。急変したときの対応に家族が不安を感じるのは至極当然です。「医者がいつでも来てくれるという安心感」を持ってもらう以外に解決策はありません。

■幅広い看多機の機能に期待

　看取りに限らず、24時間/365日の安心を提供することは、在宅医療にとって極めて重要です。同時に、それを保証することは、医療者側の少なからぬ負担を伴います。それを解消するためには、医師と訪問看護師の連携・協働が必須です。また、「在宅看取り」を決断したとは言え、必要な時にはいつでも入院できる病床が確保されていることが、患者・家族に安心感を与えます。常に緊急入院できる病院や有床診療所と連携を保つことも重要です。

　筆者が所属するつくし会では、2018年4月に、「看護小規模多機能型居宅介護（看多機）」を開設しました。看多機は、「通所」「宿泊」「訪問介護」「訪問看護」の4つのサービスを一

体的に提供し、医療ニーズの高い人が住み慣れた地域・家で
暮らし続けることを支援するものです。2012年、退院直後
の在宅生活へのスムーズな移行、がん末期等の看取り期、病
状不安定期における在宅生活の継続、家族に対するレスパイ
トケア、相談対応による負担軽減などのニーズに対し、「複
合型サービス」が創設され、2015年度介護報酬改定において、
看護小規模多機能型居宅介護に改称されました。医療ニーズ
の低い方から看取り期の方まで、幅広く利用できるサービス
です。

　つくし会の看多機では、開設から2年間で11名の方を看
取りました。病名（死因）は、末期がん6名、心不全2名、
脳出血、間質性肺炎、パーキンソン病がそれぞれ1名でした。
「家で最期を迎えたい」「在宅で看取りたい」という患者・家
族の思いがあっても、看取りに対する不安や介護力不足がそ
の妨げとなることがあります。看多機では、看護師が中心と
なって、家族とともにその人らしい最期を迎えられるようケ
アします。事業所の数はまだそれほど多くない看多機ですが、
今後は地域のニーズに応じて増加することが予想され、高齢
者ケアにおいて中心的な役割を果たすことが期待されていま
す。

看取りまでの過程が重要

　最後に1つ確認しておきたいのは、「家で看取る」ことは
決して在宅医療の目的ではないということです。そこに至る

までの過程において、如何に患者・家族に寄り添い、療養生活を支えるかという点で、在宅医療の真価が問われます。現状では圧倒的に多い「病院死」が、患者や家族の意思・選択によるものなのか、あるいは医療・介護サービス提供体制の不備によるものなのか、検証が必要です。

非がん患者にも在宅緩和ケアを

在宅療養を選択し人生の最期を住み慣れた家で過ごすと決断した患者、そしてそれを支える家族が最も強く望むことは、痛みや苦しみを和らげること、すなわち「緩和」です。加齢や病気による臓器障害、運動機能障害に伴う様々な苦痛を緩和するための医療・生活支援を「緩和ケア」と呼びますが、それを自宅で提供するのが、「在宅緩和ケア」です。

現在の日本において、一般の方々が「在宅緩和ケア」を身近に感じているとは言い難く、その普及は今後の大きな課題です。一般市民の 74% は、「自分が痛みを伴う末期状態の患者になった場合、単なる延命治療はやめてもらいたい」と考えています。また、延命治療を中止することに肯定的な国民の 59% が、延命治療を中止するときには、「痛みをはじめとしたあらゆる苦痛を和らげることに重点を置く治療を受けたい」と答えています（対象を医師、看護師に絞ると、それぞれ84%、83%）[*6]。

在宅緩和ケアのニーズは、末期がん患者で最も高くなります。がんに対する治療が終了（有効な治療が残されていない）、

あるいは自らの希望で積極的ながん治療は行わず、身体的・精神的な苦痛の軽減や、QOL を高めることを目的にした医療行為（Best Supportive Care；BSC）を受けるために、家に帰ってくる人が対象です。がん患者を想定すると、当然若年者も念頭に置かなければなりませんが、40 歳以上であれば介護保険制度が活用できます。訪問診療・往診、訪問看護、訪問介護、訪問薬剤を組み合わせることにより、**在宅医療においても、専門的な緩和ケアが可能です**。モルヒネなどの医療用麻薬を使った鎮痛療法も、病院と同じように提供できます。がん終末期医療に対する緩和ケアの知識と経験、習熟が在宅医には求められます。

　がん終末期医療において注目される緩和ケアですが、患者・家族の苦痛を和らげ生き方を支援することが在宅医療の根本的な役割であり、緩和ケアはすべての患者に提供されるべき基本的ケアであるとするならば、**在宅医療対象者の大多数を占める「非がん患者」にこそ緩和ケアは届けられるべき**であると考えられます。非がん患者の苦痛は疾患により様々です。疾患ごとに異なる症状に対し、患者・家族の意思決定支援を行いながら、「治療」と「緩和ケア」をバランスよく組み合わせ、適切に実施するのが在宅医療です。

　脳卒中後遺症終末期の患者が誤嚥性肺炎を繰り返す場合は、治療として、抗菌薬投与・酸素療法を行いますが、症状が安定したときの嚥下訓練、口腔ケアなどは緩和ケアの 1 つです。肺炎の治療が困難で、呼吸困難が高度な場合は、緩和ケアと

してモルヒネも投与します。末期心不全・腎不全患者に対し
余分な点滴を行わないことも緩和ケアの１つです。また、認
知症末期では、食思不振、嚥下障害、呼吸困難などの一般的
な終末期にみられる症状に、褥瘡のような廃用症候群も加わ
ります。これらの症状に対する訪問看護師・介護スタッフに
よるケアそのものが緩和ケアであると言うことができます。

「医療モデル」と「生活モデル」

1970 年代末頃から、障害者福祉を含む社会福祉領域にお
いて、「生活モデル」という言葉が使用されるようになりま
した。やがて 1990 年代、QOL という概念が医療界でも取り
上げられるようになり、それに伴いヘルスケア領域において
も、「生活モデル」という言葉が定着しました。同時に、そ
れまでのヘルスケアの主流であり、「生活モデル」の対極に
位置する「医療モデル」との対比が頻りに議論されるように
なりました。

「医療モデル」の目標は、病気の治癒にあり、「生活モデル」
の目標は、QOL 向上にあります。その意味で、「医療モデル」
「生活モデル」を、それぞれ「病院医療」「在宅医療」に対応さ
せて考えることも可能ですが、それらは多少違った観点から
の分類ですので、完全に一致しているわけではありません。
QOL 向上を目標とする「在宅医療」のポリシーは、「生活モ
デル」が目指す方向と同じですが、**病気の治癒が QOL 向上
に繋がるなら、躊躇なく「医療モデル」を取り入れ、患者・**

家族が安心感を持って自宅で療養できる最善の道を探すのが
「在宅医療」です。在宅患者が細菌性肺炎や尿路感染症を発
症したとき、QOL を維持するためには当然治療が必要とな
ります。抗菌薬の点滴や酸素吸入は在宅でも十分可能ですの
で、多くの場合は入院することなく在宅で治療が完結します。

　しかし、心不全のように急性増悪・寛解を繰り返しながら
慢性に進行する疾患を抱えた在宅患者を診る場合は、やや状
況が異なります。心不全患者が、出来る限り入院することな
く、最期まで住み慣れた家で穏やかに過ごすためには、
QOL を意識した「生活モデル」を実践しながら、心臓という
臓器にも目を向け、急性増悪の予防、増悪時の治療介入も心
掛ける必要があります。さらに心不全の治療においては、予
後改善のために病院の高度専門医療が欠かせないこともあり
ますので、在宅でどこまで治療を進めるべきか、在宅医には
その判断も迫られます。

　逆に、病院での高度専門医療が患者の QOL に良い影響を
与えないと判断されれば、患者・家族と十分話し合ったうえ、
「在宅緩和ケア」に移行する決断が求められます。QOL の維
持・向上を目標にした「生活モデル」を基盤にしながら、必
要な時に「医療モデル」を取り入れ、住み慣れた家でその人
らしい生活を送ることをサポートするのが「在宅医療」です。

これからの病院医療

　「病院医療」と「医療モデル」は、いずれも病気の治療・治

癒を究極の目標にしていますが、やはり完全に同等ではありません。「病院医療」を「従来の病院医療」と言い換えれば、「従来の病院医療」と「医療モデル」は、同一のものであると言えるかもしれません。では、「これからの病院医療」のあるべき姿はどんなものでしょうか。

　病院医療にも、社会の高齢化に即した対応・変化が求められます。病院で治療を受けても、加齢の影響で ADL、QOL は治療前に較べむしろ低下する高齢者が多数います。病院から処方された薬を服用することが出来ず、残された薬が山積みになっている光景は、訪問診療では日常的に目にします。いま「病院医療」に必要なのは、患者を、「病気を持った生活者」としてみることです。**臓器疾患に介入するだけでなく、患者の生活を見据えた医療を提供すること**が、「これからの病院医療」には求められます。

　以上のように、我が国で急速に進行した高齢化により、「病院医療」は「医療モデル」、「在宅医療」は「生活モデル」という単純な図式は成り立たなくなりました。病院においては、常に「生活モデル」を意識しながら「医療モデル」を提供し、生活の向上のために「治し、支える医療」を提供する在宅医療では、病気の治療と QOL の維持・向上のバランスを考えながら、暮らしを支援します。

　地域の高齢者を支えるには、病院から地域、地域から病院への流れが重要ですが、**病院スタッフとかかりつけ医・地域との相互理解、連携・統合**があってはじめてこの流れの実現

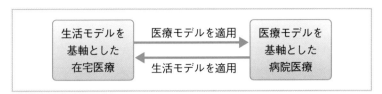

図1 病院医療と在宅医療（医療モデル/生活モデルの視点から）

が可能になります。そして、どんなケースにおいても、病気の治療がそれ以上患者のQOL向上に結び付かず、「医療モデル」から「生活モデル」にシフトしなければならないときが必ず訪れます。病気を治すことよりも、病気によって生ずる「生活の困難さ」を取り除くことに焦点を当てざるを得なくなります。病院の医療従事者がそれを理解し、患者が自分らしく穏やかに暮らすためには、どこで、どのように療養するのがベストなのか、そこまでを見据えて「病院医療」を提供する時代が来ています（図1）。

生活モデルにおける 多職種連携・統合

　医療が「医療モデル」から「生活モデル」へとシフトし、治らない慢性疾患を抱えた高齢者、および障害とともに生きる人々に対する「ケア」のニーズが増大しました。そして、住み慣れた地域・家で、最期まで QOL を保ちながら自分らしく過ごしたいという国民の期待が高まったこと、核家族・独居高齢者の増加など家族構成の変化に伴い介護の担い手が家族から地域社会に移ったことにより、地域における多職種連携・統合は、在宅医療におけるキーワードとなりました。

2025年問題から2040年問題へ

　第1次ベビーブーム（1947年〜1949年）の時に生まれた、いわゆる「団塊の世代」が後期高齢者の年齢（75歳）に達する 2025 年には、高齢者人口は 3,677 万人になると推計されています[*7]。そのうち 75 歳以上の後期高齢者人口は約 2,180 万人、実に国民の 5 人に 1 人が後期高齢者となる計算です。高齢者世帯の在り方にも変化がみられ、2025 年には高齢者世帯の約 7 割は一人暮らし、または高齢夫婦のみの世帯にな

ると考えられています。とりわけ高齢者一人暮らしの増加が
顕著で、その数は約680万世帯に達すると見込まれています。

　75歳以上の高齢者は病気にかかるリスクが高く、さらに
複数の疾病を同時に発症する頻度も増します。入院・長期療
養に伴う高齢者医療・社会福祉費用がかさみ、社会保障財源
を圧迫、ひいては財政の破綻をもたらすと懸念されるのが、
いわゆる「2025年問題」です。

　乗り越えるべき壁とされてきた「2025年問題」ですが、気
が付くと、その2025年は目の前にあります。実はその先に、
2040年というさらに高い壁がそびえています。2040年（正
確には2042年）は日本の高齢者人口（65歳以上）がピーク
に達する年です。団塊ジュニア世代（1971年〜1974年生ま
れ）が高齢者となり、65歳以上の人口が約4,000万人になる
と推計されます。さらに85歳以上人口をみますと、2025年
には736万人（全人口の6.1％）、2040年には1,037万人（9.7％）
に達します。2025年以降の最大の課題は生産年齢人口（15
歳〜65歳の現役世代）の減少です。2040年における現役世
代は約6,000万人と推定されますので、1人の高齢者を1.5
人の現役世代で支える計算になります。高齢者医療・介護の
担い手の絶対数が不足します。

多死社会と看取り難民

　超高齢社会の次に来るのは「多死社会」です。超高齢社会
において人口の大部分を占める高齢者が死亡する可能性の高

い年齢に達すると多死社会が到来し、人口は減少します。多死社会を想定し検討しておくべき課題は、「看取りの場」の問題です。2025年には年間死亡者数が約160万人になると予想されますが[*8]、その全てを病院で受け入れるのは困難です。これまで「死に場所」であった病院は統廃合が進み、病床数は削減傾向にあります。施設の拡充にも限界があります。団塊世代が多数死亡すると予想される2040年には、40万人以上の「死に場所難民」、「看取り難民」が生まれるとされます。

　85歳以上の高齢者死亡数が死亡者全体の半数を占めるようになります。高齢者一人暮らしがますます増加することを考えれば、「高齢者孤独死」も今後の課題です。高齢者死亡数が病院、施設の容量を超えて増加するのであれば、その受け皿として期待できるのは在宅医療しかありません。しかし、医師一人の力で、「看取り」まで見据えた在宅医療を実践することは不可能です。地域で患者・家族を支える、あらゆる職種との共同作業となります。

連携から統合へ

　高齢者、なかでも85歳以上は、医療・介護・生活支援に対するニーズが極めて高く、生活上の課題も多岐にわたります。病状の変化も起こりやすく、このような超高齢者が、住み慣れた地域で、安心かつ安全な生活を送るためには、医療・介護・生活支援サービスを包括的に提供する体制の構築、多職種間の連携強化が必須です。

　「連携」とは、「同じ目的で何かをしようとするものが、連絡を密に取り合って物事を行うこと」ですが、連絡を取りながら同じ目的に向かって動いていても、個々がばらばらにサービスを提供し統制が取れていないと、患者・家族にかえって不安を与えることにもなります。また、各々の目的が微妙に食い違っていることもありますので、**「多職種連携」から一歩踏み込んで、「多職種統合」を目指すべきです。**キーパーソンは、かかりつけ医・在宅医です。地域住民の安心・安全な暮らしを支えるために、かかりつけ医・在宅医は、医療・介護・福祉・生活支援を一元的に提供するトータルコーディネーターとしての役割を果たさなければなりません。

　重度な要介護状態となっても、住み慣れた地域で自分らしい暮らしを最後まで続けることができるよう、住まい・医療・介護・予防・生活支援を一体的に提供するシステムが、「地域包括ケアシステム」です。地域包括ケアシステムは、「ニーズに応じた住宅が提供されることを基本としたうえで、生活上の安全・安心・健康を確保するために、医療や介護のみならず、福祉サービスを含めた様々な生活支援サービスが日常生活の場で適切に提供できるような地域での体制」と定義されます[9]。

医師はリーダーの役割

　住民の安全・安心・健康を脅かすのは疾病だけではありません。地域での孤立・引きこもり・虐待など、様々な状況が

生活を困難にします。「医療ニーズ」に較べて多種多様な「生活ニーズ」に対応するには、サービスを提供する側も多様でなくてはなりません。「医療モデル」に従った対応が意味をなさなくなり、「生活モデル」に重心を置いた介入が不可欠となった場合、医療機関にできることは限定的です。しかし、そうなったときも、生活を支援する「在宅チーム」の中にあって、医師はリーダーとしての役割を果たすべきです。医師が多職種の役割を理解し、連携・統合を推進しなければなりません。

　患者・家族の視点に立てば、病状の急変時に、迅速かつ的確に対応してくれる医療職の存在は、この上ない安心感をもたらします。地域包括ケアシステムに関する研究会の報告書においても、「在宅医療は重要であり、この充実がなければこのシステムは機能しない」と述べられています。

　超高齢社会から多死社会を迎えようとしているいま、重い病気を抱えた人々や要介護度の高い人々が地域で増加し、その多くが療養の場・看取りの場として自宅を希望しています。その人たちの生活を、自分たちの街で最期まで支えるにはどうしたらよいか、在宅医療・介護に携わる各専門職は、共に考える必要があります。同時に、自分が住んでいるところがどういう状況にあるのかを、地域住民が理解しておくことも重要です。それは、より良い地域包括ケアシステム構築の大前提でありますし、住み慣れた地域で最期まで暮らす心構えにも繋がります。

患者の意思決定への
関わり方

　高齢多死社会の進行、在宅・施設での療養・看取りの需要の増大、地域包括ケアシステムの浸透などを背景に、厚生労働省は2018年、「人生の最終段階における医療・ケアの決定プロセスに関するガイドライン」を改訂しました（図2）。

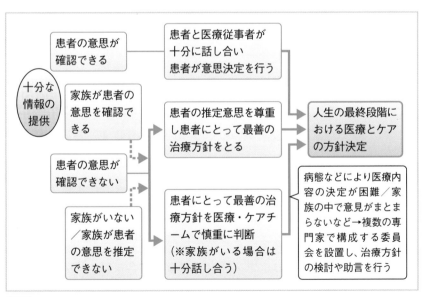

図2 人生の最終段階における医療・ケアの決定プロセスに関するガイドライン
（2018年）より

アドバンス・ケア・プランニング

　医療従事者から適切な情報の提供と説明がなされることを前提に、医療・ケアを受ける本人が多職種で構成される医療・ケアチームと十分に話し合い、本人による意思決定を基本に医療・ケアを進めることが最も重要であるとしています。本人の意思は変わりうるものであることを踏まえ、話し合いは繰り返し行われる必要があります。また、やがて本人が意思を伝えられなくなる可能性もあることから、信頼できる家族を含めて話し合いがもたれること、本人の意思を推定する「適切な代理人」を前もって選定しておくことが重要です。海外ではすでに普及している、アドバンス・ケア・プランニング（Advance Care Planning；ACP、人生会議）の概念が盛り込まれました。

　在宅医療の現場では、患者はほとんど高齢者で、認知症を伴っていることも多いので、本人の意思が明確でない場合が多く、家族の役割がいっそう重要になります。本人の意思が確認できない場合、家族等により本人の意思が推定できるかどうかが問題となります。「適切な代理人」によって本人の意思が推定できれば、その推定意思を尊重し、本人にとって最善の方針をとることを基本に話し合います。

　家族が本人の意思を推定できない場合には、本人にとって何が最善であるか、医療・ケアチームと家族が十分に話し合い、本人にとって最善の方針をとります。本人ではなく家族

にとっての最善が反映されている可能性があれば、主治医
（在宅医）のリーダーシップのもと、繰り返し話し合いを行
うことが重要です。本人の意思が確認できず、家族もいない
場合には、医療・ケアチームが、本人にとっての最善の方針
を決定することになります。

本人の意思決定を尊重する

特別養護老人ホーム（特養）の入居申請に高齢者の意思が
どの程度反映されているかを調査した報告では、特養入居申
請を

　　　　高齢者本人が決めた…7.0%

　　　　高齢者と家族で決めた…24.6%、

　　　　家族のみで決めた…68.4%

でした[*10]。

「家族のみで決めた」理由としては、「本人が自分で判断で
きない」が69.2%で最も多く、「本人が家族に決めて欲しい
と言った」「本人が元気な頃から望んでいた」がそれぞれ7.7
%でした。「本人が自分で判断できない」ときの推定意思尊
重が遵守されたか、本人にとって最善の方針がとられたか、
意思決定のプロセスで十分な話し合いが行われたか、吟味す
る必要があります。

認知症の人の意思決定

患者の意思決定において大きな問題となるのは認知症です。

　認知症高齢者の半数以上は居宅に暮らしていますので、在宅医療においては、認知症の意思決定は特に重要です。2018年、厚生労働省は「認知症の人の日常生活・社会生活における意思決定支援ガイドライン」を策定しました。日常生活や社会生活において、認知症の人の意思が適切に反映されるよう、認知症の人の意思決定に関わる人が、認知症の人の意思を出来る限り丁寧にくみ取るために、認知症の人の意思決定を支援する標準的なプロセスや留意点が書かれています。

　意思決定プロセスにおける基本は、本人の意思の尊重、すなわち、自己決定の尊重ですが、認知症患者の意思を確認することは一般に容易ではありません。しかし、一見すると意思決定が困難と思われる場合であっても、その人の認知機能に応じて、必要な情報を、その人が理解できるように説明しなければなりません。本人には意思があり、意思決定能力を有するということを前提に、意思決定支援を行います。

　特養入居申請の決定権に関する前出の調査では、約4割が「本人が認知症のため自分で判断出来ない」という理由で、家族のみで入居を決定していますが、認知症の程度は軽度から高度まで様々で、認知症であれば即、判断能力がないわけではありません。認知症が軽度で意思決定能力があるのに、家族が意思決定能力を評価出来ない、あるいは能力を低く見積もっている可能性があります。したがって医療従事者からの適切な情報提供・説明が欠かせません。認知症がある人は言語による意思表示が苦手なことも多いため、言語以外のコ

ミュニケーション、例えば表情の変化や身振り・手振りなど
も、1つの意思表示として読み取る努力が必要です。

　本人が表示した意思は、それが明らかに他者にとって有害
である場合、あるいは、その決定が日常生活の継続を脅かす
ほど本人にとって不利益な選択肢である場合を除いて、尊重
されます。一般的に認知症は慢性進行性の疾患であるため、
時間とともに意思決定能力も変化することが予想されます。
まずは、認知症が軽度で、意思が確認しやすい早期から介入
することです。そして意思決定能力を固定的なものと捉えず、
その時その時の残存能力を引き出す努力が必要です。本人が
意思・望み・想いを表出できるよう、共感を持って本人の自
己決定を支援することが重要です。

臨床倫理の4分割法

　以上のように、患者・家族と医療・介護チームがともに納
得できる意思決定実現のためには、適切に情報が提供された
うえで、十分話し合いが行われることが重要ですが、その話
し合いのプロセスを支援するための1つのツールとして、
Jonsen らによって開発された、「臨床倫理の4分割法」があ
ります[11]（図3）。

　これは、臨床倫理に基づいた症例検討の考え方をまとめた
ものです。臨床倫理とは、「患者・家族・医療従事者間の立
場・考え方の違いから生じる様々な問題を分析し、それぞれ
の価値観を尊重しながら、関係者が納得できる最善の解決策

医学的適応（Medical Indications）
善行と無危害の原則

1. 医学的問題は何か？病歴は？診断は？予後は？
2. 急性か慢性か？重体か？救急か？可逆的か？
3. 治療の目的は何か？
4. 治療が成功する確率は？
5. 治療が奏功しない場合の計画は何か？
6. 医学的・看護的ケアからどのくらいの利益を得る？害を避けるには？

患者の意向（Patient Preferences）
自律性尊重の原則

1. 患者の精神的判断能力・法的対応能力は？
2. 対応能力がある場合、患者の治療への意向は？
3. 患者は利益とリスクを知らされ、理解し、同意しているか？
4. 対応能力がない場合、適切な代理人は誰か？患者の事前指示はある？
5. 患者は治療に非協力的または協力出来ない状態か？
6. 患者の選択権は倫理・法律上尊重されているか？

QOL（Quality of Life）
善行と無危害と自律性尊重の原則

1. 治療した場合、しない場合、通常の生活に復帰できる見込みは？
2. 治療が成功した場合、身体的・精神的・社会的に患者が失うものは？
3. 医療者による患者のQOL評価に偏見はあるか？
4. 延命が望ましくないと判断されるかもしれない状態か？
5. 治療を止める計画、その理論的根拠はあるか？
6. 緩和ケアの計画はあるか？

周囲の状況（Contextual Features）
忠実義務と公正の原則

1. 治療に関する決定に影響する家族・医療者側の要因はあるか？
2. 財政的・経済的要因、宗教的・文化的要因はあるか？
3. 守秘義務を制限する要因はあるか？資源配分の問題はあるか？
4. 治療に関する決定に法律はどのように影響するか？
5. 臨床研究や教育は関係しているか？
6. 医療者や施設側で利害対立はあるか？

図3 臨床倫理の4分割法

を模索すること」です。Jonsen の４分割法では、問題を明らかにし分析する方法として、まず、医学的適応・患者の意向・周囲の状況・QOL の４項目に関して情報を整理します。

　「医学的適応」は、患者の医学的問題に関することであり、患者が医療・ケアによりどのような利益を得られるか、どのように害を避けることができるか、という問いに対する医学的情報です。「患者の意向」は、患者へのインフォームド・コンセント（Informed Consent；IC）、患者の意思決定能力、代理決定者などに関する情報です。「周囲の状況」は、患者を取り巻く環境の問題、特に治療に影響する家族の要因であり、「QOL」は、治療をした場合、しなかった場合の患者のQOL の違いに関する情報です。

　４つの枠を埋めることにより、事例を全体的に捉えることができ、何に関する情報が足りないのかがわかります。疾患だけでなく、患者の人生観、生活・社会背景、家族の価値観を重視します。４分割法は、意思決定のための話し合いを進める１つのツールです。４つの項目に情報を記入するだけで問題が解決するわけではありません。患者・家族と医療・介護チーム間の意見・考えの相違、課題が明らかになることもあります。合意が得られない事柄こそ重要視されなければなりません。専門職にあっても、**医療者と介護者では価値観や常識も異なります。お互いの立場の視点を尊重しつつ、常に**「患者にとっての最善」に焦点を当て、**患者・家族、医療・介護チームがともに納得できる意思決定の実現を目指します。**

高齢者と入院をめぐる考察
（入院関連機能障害：HAD）

入院するとかえって悪化する

　2011年の米国医学雑誌に、「70歳以上の入院患者の30%以上は、入院時には認められなかった新たな障害を抱えて退院する。この原疾患によらない入院中の安静臥床が原因となるADLの低下を入院関連機能障害（Hospitalization-Associated Disability：HAD）と呼ぶ」という論文が発表されました[*12]。その後の我が国での研究では、HAD発症の頻度はやや低い傾向にあるものの[*13]、超高齢社会にある我が国においては、HADを予防し、在宅復帰を促すことは極めて重要です。HAD発症の危険因子としては、年齢、抑うつ・せん妄などの精神症状、歩行障害、認知機能低下、低栄養・低アルブミン血症、多剤併用などが挙げられています。

　在宅医療サービスが提供されている患者の多くは、最期まで家で暮らすことを望んでいます。そのような患者が、入院を契機にADLが低下し、在宅療養が継続できなくなるのは残念なことです。在宅療養を希望する高齢者でも、脳梗塞・

心不全・肺炎・骨折など様々な疾患の治療のため入院することがあります。

在宅患者の入院で最大の問題は、認知症がある場合です。認知症高齢者の入院に伴うリスクとしては、BPSD の出現・急激な悪化、せん妄、薬剤による有害事象の出現、HAD 発症等が挙げられます。認知症高齢者が病院で治療を受けるとき、身体的苦痛、治療に伴う苦痛だけでなく、環境変化に対する不安、伝えたいことが伝わらない苛立ちなども感じます。また、医療安全を重視する病院の管理体制が尊厳を傷つけると感じることもあります。認知症の有無にかかわらず、高齢者が入院した病院には、疾患を治療して身体状態を回復させるだけでなく、入院中の ADL 維持・緩和ケアの提供などが求められます。高齢者の入院による ADL・QOL 低下には入院期間の長短が影響しますので、**出来る限り速やかに、その人にとって一番適した生活場所（多くの場合は家）に戻す努力を惜しまないことが何よりも重要**です。

在宅で治療できれば入院は不要

高齢者は入院により ADL が低下することが多いので、入院せずに自宅で治療出来れば ADL・QOL 維持に繋がります。在宅高齢者が医学的に治療が必要な疾患を発症したとき、入院という選択肢を取らない2通りの場合が考えられます。1つは、病院で行われる治療が家でも出来るときです。家で病気を治すことが可能であれば入院の必要はなくなります。

　在宅医療を受ける高齢者を対象とし、38.0 度以上の急な発
熱があった場合の 90 日後の生命予後、ADL および認知機
能の変化を、病院で治療を受けた事例（入院群）と居宅で治
療を受けた事例（在宅群）に分けて調べた研究があります＊14。

　その結果、入院と在宅で 90 日後の生存率は変わらないこ
と（入院群で 71.4％、在宅群で 87.5％ であったが統計学的有
意差なし）、ADL・認知機能ともに、入院群の方が在宅群に
較べて悪化しやすいことがわかりました。生命予後が変わら
ない理由としては、虚弱な高齢者が重症で入院したとしても、
人工呼吸器管理や昇圧剤投与などは行われず、比較的侵襲の
少ない点滴や酸素吸入などの治療が主体となることが挙げら
れます。これらの治療・処置は在宅でも実施可能なので、治
癒率が変わらないと考えられます。

　新田クリニックにおける訪問診療でも、発熱の原因の大多
数を占める肺炎、尿路感染症、軽い胆道系感染症に対しては、
ほとんどすべて在宅で点滴治療、在宅酸素療法等を行い、良
好な結果を得ています。入院群における ADL・認知機能の
悪化は、入院することによる環境の変化が大きく影響してい
ると考えられます。

入院でADL・QOL低下なら在宅を選択

　入院という選択肢を取らないもう 1 つの状況は、病院と同
様の治療は家では出来ないかもしれないが、それにも増して
入院に伴う ADL・QOL 低下のリスクが高いときです。その

場合は、（可能ならば）患者本人、家族と十分話し合い、意思を確認する必要があります。もちろん「看取り」も含めての意思決定となることもあります。

　自宅での治療は困難と考えられたものの、入院はせずに、看取りまで見据えた在宅療養継続を選択した事例を紹介します。94 歳女性で、診断はアルツハイマー型認知症（高度）、慢性心不全です。訪問診療を開始して 6 年目に入っていました。3 人の娘さんがいて、同居の長女、近隣に住む次女・三女が献身的に介護していました。ある日、高熱・意識レベル低下で緊急往診の依頼がありました。血液検査・腹部 CT 検査にて、巨大肝膿瘍と診断しました。

　自宅での保存的治療では根治困難で、入院してドレナージ治療（膿を体外に誘導するための管を入れる）が必要と考えられましたが、高度の認知症があるため、ドレーン自己抜去などのリスクは避けられません。また、入院に伴う環境変化により精神状態が悪化し、最悪の場合には入院治療継続不可能となることも予想されました。仮に延命できたとしても、その後の QOL 低下は必至でした。

　「以前から母は、何があっても入院はしたくないと言っていました」という娘さんたちの言葉が決め手となり、看取り覚悟で在宅療養を続けました。抗菌薬の点滴がある程度有効で、全身状態や炎症所見も改善しましたが、経口摂取が回復せず、緊急往診後 80 日目に、ご家族に見守られながら穏やかに自宅で永眠なさいました。経過中に痛み、嘔吐などの症

状は全くなく、積極的な緩和ケアも必要としませんでした。
この患者さんの治療方針については、「臨床倫理4分割法」
に従って、ご家族と一緒に検討しました（図4）。

医学的適応（Medical Indications）
善行と無危害の原則

1. 94歳女性で高度の認知症あり
2. 高熱・意識障害認め、血液検査で高度炎症所見・肝機能障害
3. 腹部CTで巨大肝膿瘍認める
4. 保存的治療で根治は困難、ドレナージ治療が必要と思われる
5. ドレーン自己抜去などのリスク、患者の苦痛大きい
6. 入院・治療による精神状態悪化の可能性ある

患者の意向（Patient Preferences）
自律性尊重の原則

1. 高度の認知症で意思決定能力はない
2. 3人の娘がおり、適切な代理人である
3. 3人の娘は、意思決定に関して適切な基準を用いている
4. 患者の夫は、入院中に受けた検査中に急変し死亡した
5. 患者は「何があっても入院はしない」と常々言っていた
6. 患者の認知症は高度で治療に協力出来ない状態である

QOL（Quality of Life）
善行と無危害と自律性尊重の原則

1. 入院治療には身体的苦痛を伴う
2. 入院という環境変化により精神状態が悪化する可能性がある
3. 高度の認知症のため入院治療が遂行できない可能性がある
4. 延命できてもQOLは大きく低下する可能性がある
5. 肝膿瘍に伴う身体的苦痛は軽度である
6. 自宅での緩和ケアは可能と考えられる

周囲の状況（Contextual Features）
忠実義務と公正の原則

1. 長女夫婦と同居している
2. 長女は持病を持っている
3. 次女、三女が近隣に住み介護には協力的である
4. 娘たちは患者が「入院したくない」と言っていたことを尊重している
5. 娘たちは「治るのであれば入院してほしい」と思っている
6. 娘たちは「痛い思い、辛い思い」はしてほしくない

図4 肝膿瘍患者における4分割表の作成

在宅医に求められる能力とは

　どこで、どんな医療を受けて、どう過ごしたいか？
ACP にも関わることですが、このことについて、患者・家族と医療・介護スタッフが日頃から十分に話し合い、意思を統一しておくと、急変したときの混乱や不本意な入院を避けることができます。

　患者・家族の意思決定をサポートする在宅医に求められるのは、次の 5 つの質問に答えるために**必要な知識・判断力と、それを患者・家族に、公正に伝えられるコミュニケーション能力**です。すなわち、①病院での治療は自宅での治療と比べ何が、どの程度優位なのか？　②患者・家族が望んでいる治療は自宅で可能なのか？　③自宅で治療しながら生活は維持できるのか？　④自宅で治療した場合の生命・機能予後はどうであるか？　それは入院治療を受けることにより変わるのか？　⑤入院すること、入院して治療を受けることが患者のADL・QOL にどんな影響を及ぼすのか？

　高齢者、とりわけ認知症高齢者においては、入院治療が必ずしもより良い治療とは限りません。患者の人生観や価値観・家庭環境・生活背景・社会背景、すべてを総合して、その人にとって何がベストなのかを、家族含めた在宅チーム全員で考えることが重要です。

Evidence-based Medicine（EBM）と Narrative-based Medicine（NBM）

科学的根拠を重視するEBM

　　Evidence-based Medicine（EBM）は、1991年にカナダの Guyatt によって提唱された、「根拠に基づく医療」です。EBM が重視する「根拠」とは、治験などにより有効性や安全性が確かめられた、科学的な根拠です。科学的根拠は、現在、様々な疾患の診療ガイドラインとしてまとめられています。医学研究の成果を重視し、「根拠」となる論文を参考にしながら、患者・家族と医療者が十分話し合い、患者・家族の価値観も併せ、最善の治療方針を決めていくのが EBM です。

　　医学的・疫学的に証明された科学的根拠は、質の高い医療を実現するうえで極めて重要です。しかし、それはあくまでも一般論・確率論としての情報です。すべての患者に同じようにあてはまるとは限りません。

物語と対話に基づくNBM

　　Narrative-based Medicine（NBM）は、英国の General

Practitioner（GP）の中から生まれた、「物語と対話に基づく
医療」です。GP は一般的に家庭医と訳され、日本の開業医
に相当します。自分自身の専門分野に拘らず、家族も含めて、
患者を取り巻く生活・環境の全体と深く関わっています。医
師が、病気だけではなく患者の生活・社会背景や人間関係を
理解し、**患者が抱える問題に身体的・精神的・社会的にアプ
ローチする**のが NBM です。EBM が必ずしもすべての患者
にあてはまる唯一の方法ではないことを前提としています。

　患者の物語に焦点を当てるといっても、実践する医療者側
に物語が存在しないと、患者の物語を紡ぐことは出来ません。
例えば、がん患者との関わり方について考えてみます。がん
と診断したら、進行度・ステージを確定し、可能な治療法を
患者・家族に提示します。それぞれのメリット・デメリット
について十分に話し合ったうえで、最良と思われる方法を選
択し、治療に移ります。治療が奏功することもあれば、残念
ながらそうでないこともあります。

　残された治療法がないと医師が判断したとき、「残念ですが、
これ以上やれることはありません」と告げるだけでは、患者
には見放されたという想いしか残りません。「がんを治すこ
とは出来ませんが、これからどのように生きていくか、一緒
に考えましょう」と医師が患者に言ったときから、**患者にと
って別の物語**が始まります。がんの診断・治療は EBM その
ものですが、患者にとっては、がんを告知され、手術・抗が
ん剤治療・放射線治療を受けることも人生における物語の 1

つです。がんという病気に勝てないことがわかっても、患者の人生がそこで終わるわけではなく、物語は続きます。しかし、医師が「がんを治す」という物語しかもっていないと、それが不可能になったとき、患者にどう接したらよいかわからなくなります。医師には、患者の物語を想い描く想像力が求められます。そして**患者中心の医療を実現するためには、EBMとNBMが車の両輪として機能する必要があります**。EBMとNBMは矛盾するものではないこと、EBMだけで医療を完結することは出来ず、それを補うものとしてNBMがあることを、医師が認識することが重要です。

在宅医療はNBMが基本

　特に在宅医療においては、EBMとNBMの両立が重要です。むしろ、**NBMを基本として、患者・家族の想いを汲みつつ、必要に応じてEBMを実践する**というのが、在宅医療の現場で働く医療従事者の実感です。訪問診療の開始時に主治医がまずやるべき仕事は、患者が歩んできた人生、患者の生活・社会背景、家族関係、悩み、そしていまどんな生活をしているかを知り、理解することです。患者の人生を丸ごと受け入れることから在宅医療は始まります。医師が病や障害を抱えた患者と出会い、在宅医療を通して患者のその後の人生の伴奏者になると決意したとき、患者のそれまでの経験・体験を基に生まれた人生観・価値観を理解することは、**意思決定・自己決定を支援する**うえでも、とても重要です。病気とどう

向き合い、どう付き合うかを決定することは、まさに「生き
方」に関わる問題であるからです。

　訪問診療に携わっていると、患者・家族の古い写真や、い
かにも思い出の品といった小物などを訪問先の部屋で見つけ
ることがあります。時には、素敵な絵画や書が壁に掛けられ
ていることがあり、「これはどなたが…？」と尋ねると、家
族から「昔、母が描きました（書きました）」と教えてくださ
ることもあります。病室や外来診察室では味わえない、在宅
医療の醍醐味の１つです。言語による意思疎通が困難な認知
症の患者でも古い記憶は鮮明に残っていることもあり、１枚
の写真、１つの思い出の品から、その人が歩んできた人生の
物語を聴くことができます。

物語を聴き対話し寄り添いながら

　「通院が難しくなったから」だけでなく、「自分の人生を、
自分らしく生きたい」という願いから在宅療養を選ぶ人が増
えています。「最期まで家で暮らせて良かった」、「住み慣れ
たこの部屋で最期を迎えさせてあげることが出来て良かっ
た」という声が、在宅医療関係者には多く届いています。

　一人一人の患者、その家族の物語を聴き、対話し、生活に
寄り添いながら、患者にとって最善の医療を探し求める在宅
医療に、医療技術が進歩した今だからこそ、注目度が高まっ
ています。

●参考文献・資料

＊1　内閣府「高齢社会白書」2018年

＊2　厚生労働省「国民生活基礎調査」2019年

＊3　鳥羽研二：老年症候群と総合機能評価；日本内科学会雑誌、98巻3号、2009

＊4　内閣府「高齢者の健康に関する意識調査」平成24年

＊5　厚生労働省「終末期医療に関する調査」平成20年

＊6　厚生労働省「終末期医療に関する調査等検討会」平成26年

＊7　厚生労働省第28回社会保障審議会「今後の社会保障改革について～2040年を見据えて～」平成31年

＊8　厚生労働省第1回介護施設等の在り方「今後の高齢化の進展～2025年の超高齢社会像～」平成18年

＊9　老人保健健康増進事業「地域包括ケア研究会報告書～今後の検討のための論点整理～」平成20年

＊10　奥山真由美ら：特別養護老人ホームの入居申請をめぐる家族の意思決定；山陽論叢第17巻（2010）90-101

＊11　Jonsen AR 他著、赤林朗他監訳 臨床倫理学 第5版 臨床医学における倫理的決定のための実践的なアプローチ 新興医学出版社 2006

＊12　Covinsky, K.E. et al; JAMA. 306 (16), 1782-93, 2011

＊13　田邊翔太ら；日農医誌65巻6号924-931、2017

＊14　荒井康之：在宅療養する高齢者における急な発熱が生じた後の経過に関する研究；2018年勇美記念財団在宅医療助成

編著者 紹介

新田國夫（第1章）
にった・くにお

1990年、東京・国立市に医療法人社団つくし会新田クリニックを開業、在宅訪問診療を始める。院長として地域医療に貢献しながら、看護小規模多機能型居宅介護やグループホームなどを運営し、精力的に地域ケアを実践する。日本在宅ケアアライアンス理事長、全国在宅療養支援医協会会長、日本臨床倫理学会理事長も務める。

宮﨑之男（第2章・第3章）
みやざき・ゆきお

新田クリニック副院長・在宅医療事業部長。大津赤十字病院神経内科部長、永生クリニック在宅管理部長などを経て2015年より現職。日本神経学会神経内科専門医、同指導医、日本内科学会認定内科医。

三上はつせ（第2章）
みかみ・はつせ

新田クリニック看護師長。開業時から、つくし会の看護のリーダーとして新田クリニックをはじめ訪問看護ステーションや看護小規模多機能型居宅介護でも活躍。特定非営利活動法人福祉フォーラム・ジャパン監事。

在宅医療の事例30
──暮らしの場で提供される超高齢社会の
生活モデル医療

2021年2月1日発行　第1版第1刷

編著者　新田 國夫、宮崎 之男、
　　　　三上 はつせ

発行者　長谷川 素美

発行所　株式会社メディカ出版
　　　　〒532-8588
　　　　大阪市淀川区宮原3-4-30
　　　　ニッセイ新大阪ビル16F
　　　　https://www.medica.co.jp/

編集担当　横井むつみ／佐藤いくよ
編集協力　木村裕子
装　　幀　臼井弘志
本文イラスト　はんざわのりこ
印刷・製本　日経印刷株式会社

ISBN978-4-8404-7513-6　Printed and bound in Japan

当社出版物に関する各種お問い合わせ先（受付時間：平日9：00～17：00）
●編集内容については、編集局06-6398-5048
●ご注文・不良品（乱丁・落丁）については、お客様センター0120-276-591
●付属のCD-ROM、DVD、ダウンロードの動作不具合などについては、
　　　　　　　　　　　　　　　　デジタル助っ人サービス0120-276-592